Axel Meyer

Das kleine
LEXIKON
DER DÜFTE

Anwendung und Wirkung ätherischer Öle von A-Z

TAOASIS

Eine **TAOASIS** Produktion
TAOASIS VERLAG, 32657 Lemgo
© 1991 by AXEL MEYER
8. Auflage 10/2004
Titelbild und Zeichnungen: Wolfgang Krause
Druck: PDC Paderborner Druck Centrum, Paderborn
Alle Rechte vorbehalten
Printed in Germany

ISBN 3-926014-17-2

Ätherische Öle sind mehr als nur Aromastoffe
zur Aromatisierung unseres Wohnraumes.
Sie sind der manifestierte Traum des Menschen,
die Düfte der Natur einzufangen.
Vielleicht sind diese eingefangenen Düfte
aus Blüten, Pflanzen und Wurzeln, verschlüsselte Botschaften,
mit denen die Natur den Menschen
zu seinem Ursprung zurückführen will.
Sollte dem so sein, so wäre die Aromatherapie
das heilsame Kommunikationsmittel der Zukunft,
durch welches Mensch und Natur
wieder zueinanderfinden könnten.

Axel Meyer

Für Shantala, Siddhartha
und Govinda

Inhalt

Vorwort 7

Einblick 9

Ätherische Öle – die geheimnisvollen Pflanzen-Essenzen

Die Geschichte der aromatischen Heilpflanzen 11

Die Bedeutung der Düfte in der heutigen Zeit 15

Möglichkeiten einer Duft-Verwandlung 17

Was Sie schon immer über Düfte wissen wollten

Anwendung ätherischer Öle im Alltag 21

Herkunft und Anbauweise 22

Die Gewinnung der Essenz 24

Charakteristika aromatischer Pflanzen 26

Eigenschaften in der Duftlampe 27

Was Sie noch beherzigen sollten 28

Die ätherischen Öle 29

Anhang

Therapeutischer Index 148

Duftende Kräuter- und Blütenbäder 150

Wohltuende Dampfbäder 151

Körper- und Massage-Öle 152

Kompressen 154

Literaturverzeichnis 156

Dank an Birgit, Hilde und Herbert Klages,
Wolfgang Krause und Michaeala de Bardi

Vorwort

Auf meinen mehrjährigen Reisen zwischen 1975 und 1982 bin ich durch zahlreiche Länder gekommen und mit anderen, für mich völlig fremden Kulturen, Denk- und Lebensweisen konfrontiert worden. Abseits der *eingefahrenen* Touristenrouten zog ich mit einer kleinen Tasche, in der nur das Notwendigste verstaut war, durch die Lande – mal mit dem Bus, der Bahn, per Anhalter oder zu Fuß.

Wenngleich auf den manchmal ziellosen Reisen die Intuition oft mein einziger Begleiter und Wegweiser war, dem ich in den fremden Ländern vertrauen konnte, so gab es dennoch überall etwas, von dem ich mich leiten ließ. Meist war es *das*, was *in der Luft lag*, das zum Verweilen an einem bestimmten Ort einlud – oder zum unverzüglichen Verlassen motivierte. Oft ist mir erst im nachhinein bewußt geworden, daß der erste Eindruck, der den Ausschlag für die Auswahl eines Schlafplatzes im Freien, eines Hotelzimmers oder eines Restaurants gab, entscheidend von den *vorort* dominierenden Düften und Gerüchen beeinflußt worden ist.

Besonders beeindruckt haben mich die unzähligen Düfte und Gerüche in den tropischen Ländern Asiens und Lateinamerikas, wo sie sich zum Teil so miteinander vermischt hatten, daß sie undefinierbar waren. Während mir beim Durchqueren der verschiedenen Landschaften die landestypischen Düfte von Flora und Fauna in die Nase stiegen, dominierten in den Städten Duftmischungen, die den Menschen entsprachen, ihre Kultur und Lebensweise reflektierten. In Indien, Nepal und Sri Lanka konnte ich am deutlichsten beobachten, daß die einzelnen Düfte, mit denen sich Menschen umgeben, nicht nur die Denkweise und Lebenseinstellung einer ganzen Kultur widerspiegeln, sondern diese auch entscheidend beeinflussen.

Ob auf Straßen, in Tempeln, Geschäften oder in der Lodge, überall schwebte ein Hauch von Weihrauch, Myrrhe und Sandelholz in der feucht-warmen Luft, welcher dem geschäftigen Treiben eine seltsam entspannende, ja fast beruhigende, mystische Atmosphäre verlieh.

Fasziniert von diesen Dufterlebnissen, machte ich mich auf den Weg, um über Anbau, Herstellung und Wirkungsweise der edlen Duftstoffe mehr zu erfahren. Im südindischen Auroville lernte ich dann eine

Gemeinschaft junger Leute kennen, die nach der Anleitung eines alten, erfahrenen Meisters aus den verschiedensten Pflanzen Duftstoffe und Räucherwerk herstellten. In den drei Monaten meines Aufenthalts lernte ich neben dem sorgfältigen, sehr arbeitsintensiven Anbau von Kräutern und Blumen auch die Herstellung von Pflanzen-Essenzen durch Wasserdampfdestillation und Kaltpressung sowie die Zubereitung verschiedener Räuchermischungen kennen. Glück und Stolz mischten sich, als ich, damals zwanzigjährig, selbst meine ersten Räucherstäbchen aus herrlich duftendem Sandelholz drehen durfte.

In diesem Buch habe ich meine frühen Erfahrungen mit Duftstoffen und der anschließenden vertiefenden Auseinandersetzung mit ätherischen Ölen zusammengetragen und zu Papier gebracht. Dabei haben mich die duftenden Essenzen unterstützend begleitet.

Möge Sie dieses Buch inspirieren und auf Ihrer ganz persönlichen Duftreise ein zuverlässiger Begleiter und Wegweiser sein.

Lemgo, im Frühjahr 1991

Einblick

Zum Ausgang des zwanzigsten Jahrhunderts kristallisieren sich zwei scheinbar entgegengesetzte globale Strömungen heraus, von deren jeweiliger Durchsetzungskraft die weitere Entwicklung unseres Planeten und damit die Zukunft der gesamten Menschheit entscheidend beeinflußt wird.

Gemeint sind einerseits das gesamte zerstörerische Potential und all die negativen Energien, die unseren Lebensraum und mit ihm alles Leben auf dieser Erde zu vernichten drohen, und andererseits die Hinwendung zu einer verantwortungsbewußten, naturverbundenen Weltanschauung, die alle Lebensbereiche mit einschließt.

Um die scheinbar paradoxe Gegensätzlichkeit dieser beiden Entwicklungen zu verstehen, brauchen wir unsere Aufmerksamkeit nur auf die Welt der Düfte zu lenken, die in diesem Fall auch symbolisch für all die anderen Lebensbereiche steht. Ganz offensichtlich benötigen wir den mittlerweile unerträglich gewordenen Gestank in unseren Großstädten, um uns unserer Nase wieder bewußt zu werden und unseren Geruchssinn sensibel zu machen für die unzähligen, herrlichen Düfte der Natur.

Es scheint anders kaum erklärbar, daß gerade in der heutigen Zeit, da es kaum noch möglich ist, reine Luft zu atmen, die Aromatherapie als eine der ältesten und einfachsten Heilmethoden eine derartige Wiederbelebung erfährt und in breiten Bevölkerungskreisen auf wachsendes Interesse stößt. Ähnlich wie sich im Bereich der Ernährung Ende der siebziger und Anfang der achtziger Jahre ein gravierender Umdenkungsprozeß vollzog, scheinen sich nun – durch ein sensibilisiertes Körperbewußtsein – immer mehr natürliche Heilweisen und sanfte, ganzheitsorientierte Therapieformen durchzusetzen. Bedingt durch die zunehmend schlechter werdenden Umweltbedingungen und dem damit verbundenen exponentiellen Ansteigen aller sogenannter *Zivilisationskrankheiten* suchen – zumindest in den Industrieländern – zunehmend mehr Menschen nach alternativen Lebensformen und natürlichen, nebenwirkungsfreien Heilmethoden.

Die Aromatherapie, die in Frankreich schon seit über zwanzig Jahren angewendet wird und als praxiserprobte Therapieform auch in

Kliniken und Krankenhäusern anerkannt ist, scheint bei uns noch einen langen, ungewissen Weg vor sich zu haben. In Anbetracht der Tatsache, daß sich bei uns noch nicht einmal die Naturheilkunde gegen die von der Pharmaindustrie kräftig gesponsorte, übermächtige Schulmedizin behaupten konnte, wird deutlich, wie schwierig es für jede neue Heilmethode ist, sich zu etablieren. Die hierfür ausschlaggebenden komplizierten wirtschaftlichen und politischen Hintergründe zu beleuchten, wäre eine Geschichte, die schon allein ein Buch füllen könnte.

Die Aromatherapie ist weder ein Ableger der Naturheilkunde noch der Bach-Blütentherapie, wenngleich sie alle denselben Prinzipien folgen, indem sie den Menschen als Ganzes betrachten und Krankheit nicht als Ursache, sondern als Folge einer meist psychischen *Entgleisung* verstehen. Im Vordergrund all dieser ansonsten unterschiedlichen Heilweisen steht immer die Stärkung und Aktivierung der körpereigenen Selbstheilungskräfte.

Im Gegensatz zur Naturheilkunde wird jedoch bei der Aromatherapie nicht die ganze Pflanze verwendet, sondern mit dem *Geist* der Pflanze, der feinstofflichen Essenz, geheilt, die in den ätherischen Ölen in konzentrierter Form enthalten ist. Ätherische Öle sind zwar nur ein Auszug aus der Pflanze, enthalten aber alle wichtigen Informationen und die gebündelte Lebenskraft der ganzen Pflanze. Sie wirken unmittelbar auf das Gehirn und beeinflussen darüber eine Vielzahl von psychischen, emotionalen und physischen Steuerungsmechanismen, von denen wir gesteuert werden, ohne uns dessen bewußt zu sein. Ätherische Öle sind äußerst vielseitig einsetzbar und eignen sich nicht nur für die Duftlampe, sondern auch hervorragend für duftende Kräuter- und Blütenbäder, für Inhalationen sowie zur Herstellung natürlicher Körper- und Massage-Öle.

In einer Welt, die aus dem natürlichen Gleichgewicht geraten ist, könnten die duftenden Pflanzenessenzen dazu beitragen, daß wir die Natur und unsere nächste Umgebung wieder bewußt wahrnehmen.

Ätherische Öle
die geheimnisvollen Pflanzen-Essenzen

Die Geschichte der aromatischen Heilpflanzen

Am Anfang war die Erde bewaldet. Der Mensch lebte in einem Paradies, das – so unvorstellbar dies angesichts der gegenwärtigen globalen Situation klingen mag – sich auf unserer heutigen Erde befand, irgendwo im Zweistromland zwischen Euphrat und Tigris. Es war – vor undenkbaren Zeiten – einmal ziemlich genau dort, wo zu Anfang dieses Jahres mit einem ungeheuren Waffenpotential die letzten Fragmente, die noch einen Hauch von dem einst paradiesischen Land hätten wiedergeben können, flächendeckend dem Erdboden gleichgemacht worden sind.

Dort, wo heute kaum noch ein Grashalm wächst, war die Erde einmal bis an die blauen, sauberen Ozeane bewachsen und bildete einen einzigartigen Lebensraum für unzählige Tier- und Pflanzenarten. Es erfordert schon etwas Phantasie, sich vorzustellen, wie es zu dieser Zeit der Menschheitsgeschichte überall geblüht und geduftet haben muß, doch wer einmal in den tropischen Wäldern Südamerikas, in Südindien oder auf Sri Lanka durch die letzten unberührten Naturregionen gestreift ist, wird dies nachvollziehen können.

Ursprung und Verwendung aromatischer Heilpflanzen sind also mit Hilfe der überlieferten Literatur nicht vollständig zu rekonstruieren, sondern nur bis zum Beginn der Geschichtsschreibung zurückzuverfolgen. Die Vermutung liegt jedoch nahe, daß sie den Menschen schon von Anbeginn seiner Geschichte begleitet haben, lange bevor es Schriften gab und Aufzeichnungen gemacht wurden.

Der einschlägigen Literatur ist zu entnehmen, daß bereits kleine Menschengruppen, aus denen sich erst viel später die Hochkulturen der sogenannten Vor- und Frühgeschichte entwickelten, bestens mit den Heilwirkungen verschiedener Pflanzen und deren praktischer Anwendung vertraut waren. Sie würzten ihre Speise mit frischen Kräutern, bereiteten Tee aus aromatischen Pflanzen und pflegten ihren Körper mit wohlriechenden Pflanzenextrakten.

Damals, als sich aus vielen kleinen Gruppen die ersten Volksstämme formierten, ließen sich die Menschen fast ausschließlich von ihrer Intuition – insbesondere von ihrem Geruchssinn leiten. Wenn sie jemanden nicht *riechen* konnten, mieden sie ihn, während sie all das, was ihnen angenehm in die Nase stieg, liebten und verehrten. So umgaben sich die Menschen der Frühgeschichte nicht nur mit den herrlichsten duftenden Blumen und Blüten, sondern sie verbrannten auch aromatische Pflanzen, um böse Geister zu vertreiben oder sie opferten diese, um die Götter wohlwollend zu stimmen.

Wie archäologische Funde und Entdeckungen bestätigten, haben sich die Menschen schon vor zehntausend Jahren mit aromatischen Heilpflanzen umgeben und diese auf vielfältige Weise verwendet. Kultiviert wurden die ersten aromatischen Pflanzen vermutlich ab 5000 v. Chr. in der Gegend des heutigen Pakistan. Aus dieser Zeit stammen auch mehrere Funde von Kräuterstengeln wie beispielsweise Rosmarin, die in den Pharaonen-Gräbern der Pyramiden gefunden wurden. In Ägypten, das bei allen Kulturen des Mittelmeergebiets hohes Ansehen genoß, spielten aromatische Heilpflanzen und die daraus gewonnenen kostbaren Essenzen und wohlriechenden Harze eine wichtige Rolle. Mit Wohlgeruch und Düften wurden Göttlichkeit, Reinheit, Kraft und Macht assoziiert. Um den Göttern gleich zu sein, umhüllten sich die Pharaonen und Könige mit den kostbarsten und edelsten Düften, die sie aus dem fernen Osten mit Kamel-Karawanen und Schiffen heranholen ließen.

Duftende Essenzen begleiteten die Ägypter ihr ganzes Leben noch über den Tod hinaus. Einbalsamierungen mit Ölen aus Zedernholz, Zimt und Myrrhe verlangsamten den natürlichen Verwesungsprozeß der Toten. Die Särge wurden aus wohlriechendem libanesischen Zedernholz gefertigt, das einen zusätzlichen Schutz gegen Insekten bot. Auf diese Weise konnten die Pharaonen in Ruhe ins *ewige Leben* eingehen und ihre Körper Jahrtausende *überleben* – bis wißbegierige westliche Archäologen die Gräber aufspürten und die Toten mit modernsten Geräten untersucht und analysiert wurden. Als *Lohn* für ihr respektloses Verhalten zogen sie den *Fluch der Pharaonen* auf sich, der zwar von der Wissenschaft belächelt wird, aber dennoch für Schlagzeilen sorgte, nachdem mehrere, an den Ausgrabungen beteiligte Wissenschaftler auf mysteriöse Weise ums Leben kamen.

Neben den Ägyptern betrieben auch die Sumerer im Zweistromland einen regen Handel mit ätherischen Ölen und aromatischen Hölzern. In den fruchtbaren Tälern zwischen Euphrat und Tigris wurden riesige Paradiesgärten angelegt und aromatische Pflanzen kultiviert. Innerhalb kurzer Zeit wurde Messopotamien zum Hauptumschlagplatz für die duftenden Essenzen, die auf Kamelen in endlosen Karawanen aus Indien und dem Himalaya herangeholt wurden.

Die Geschichte der aromatischen Heilpflanzen setzt sich auch ab unserer Zeitrechnung kontinuierlich fort. In der Bibel weisen zahlreiche Stellen auf die Verwendung von duftenden Salbölen hin, die als heilig galten und nur für religiöse Weihungen verwendet werden durften. Dieses gottgeweihte Verwendung der Essenzen, welche die ehrfürchtige Verehrung der Natur widerspiegelte, wurde mit der Zeit immer mehr verwässert und zum religiösen Brauchtum degradiert. Das hohe Ansehen der duftenden Essenzen sowie das Wissen um ihre vielfältigen Heilwirkungen blieben jedoch erhalten und wurden von den darauffolgenden Kulturen der Perser, Griechen und Römern übernommen und weitergegeben. Auch in dem Jahrtausende alten Palast von Knossos auf Kreta wurden in Stein gehauene Abbildungen von aromatischen Pflanzen entdeckt, die auf einen frühen Handel mit Essenzen schließen lassen.

Eine ähnliche Entwicklung nahmen die aromatischen Heilpflanzen und Duftstoffe auch auf dem asiatischen Kontinent, wo sie gesellschaftliche und religiöse Veränderungen über Jahrtausende überlebt haben und noch heute im alltäglichen Leben ihren festen Platz einnehmen. In Indien, Sri Lanka, Nepal und Tibet ist ein Leben ohne Düfte und Räucherwerk kaum vorstellbar. Bedingt durch die tief verwurzelte Tradition des Hinduismus und Buddhismus werden mit Düften von Sandelholz, Weihrauch, Myrrhe und Jasmin noch immer Spiritualität und meditatives Leben assoziiert. Um immer in diesem Bewußtsein um die Einheit aller Dinge zu leben, brennen nicht nur in Tempeln und Aschrams duftende Räucherstäbchen, sondern auch im Bus, im Restaurant und auf der Straße. Fast jeder Straßenhändler in Indien, der irgendetwas verkauft, hat in seinem, meist einfach improvisierten

Wagen ein Räucherstäbchen brennen, das gut duftet und zugleich die
Insekten fernhält.

In Europa nahm die Entwicklung der aromatischen Pflanzen und die
daraus bereiteten ätherischen Öle und duftenden Wässer eine etwas
andere Entwicklung. Wenngleich im Mittelalter zur Bekämpfung der
Pest noch bergeweise Wacholderholz verbrannt und zahlreiche Heil-
wässerchen aus den aromatischen Pflanzen bereitet wurden, so entwickelten sich in der Renaissance die Essenzen und Duftstoffe immer
mehr zu Parfums. Die ursprüngliche Verwendung für religiöse Weihungen und Riten sowie der bis dahin bevorzugte Einsatz für Heil-
zwecke traten immer mehr in den Hintergrund und wurden von den
neuen Erzeugnissen der Parfumhändler vorerst ins Abseits gedrängt.

Aus den aromatischen Pflanzen wurden immer mehr kostbare Essenzen aus Rosen, Zimt und Zeder destilliert, mit denen sich besonders in
Frankreich die Königshäuser und der Adel parfümierte. Der lukrative
Handel mit Essenzen und streng geheim gehaltenen Parfumrezepten
florierte und dehnte sich in Europa immer weiter aus. Aus der hand-
werklichen Destillierkunst des 15. und 16. Jahrhunderts entwickelte
sich allmählich die große Parfumindustrie, die je nach Kulturepoche
unterschiedliche Duftnoten vermarktete. Waren zu Zeiten Napoleons
noch die tierischen Parfums wie Moschus und Ambra gefragt, so kam
im gut bürgerlichen *Biedermeier* Lavendel in Mode.

Mit Beginn der Industrialisierung zog es immer mehr Menschen in die
schnell wachsenden Städte, in denen ein naturverbundenes Leben
zunehmend unmöglicher wurde. Wenngleich parallel zu dieser Entwicklung aus kleinen Gruppen eine Gegenbewegung entstand, die an
den alten Werten und der Naturverbundenheit festhielt, so wurde von
nun an die Kluft zwischen der westlichen *neuen Welt* und der tradi-
tionsbewußten Kultur des Abendlandes unaufhaltsam größer.

Die aus der Vergangenheit resultierende Verbindung zwischen Frankreich und den arabischen Ländern ist jedoch trotz aller kulturellen
Unterschiede erhalten geblieben. Nur aufgrund dieser Gegebenheit,
daß die Araber die alten Universitäten und mit ihnen ein Großteil der
hochentwickelten alchemistischen Destillationskunst zurückließen,

ist Frankreich heute das Land, in dem die moderne Aromatherapie am weitesten entwickelt ist. Der französische Arzt Dr. Jean Valnet, der sein ganzes Leben den Studien ätherischer Öle widmete, zählt heute zu den erfahrensten und anerkanntesten Vertretern der Aromatherapie.

Die Bedeutung der Düfte in der heutigen Zeit

Der Duft der großen weiten Welt, der die katastrophale Entwicklung der Industriestaaten und auch den Status quo in unserem Land symbolisiert, ist eine unzählige, hochkomplizierte Ingredienzen enthaltende Mixtur, die je nach Standort eine unterschiedliche Zusammensetzung aufweist. Während in den Städten eine Duftmischung aus Ruß, Schwefel- und Stickoxiden dominiert, kommen auf dem Land mehr die pestizid-, fungizid- und ammoniakhaltigen Duftnoten zum Einsatz.

Die Wirkungen dieser *Düfte,* die wir als Preis für unseren *Fort-schritt* hinnehmen sollen, sind hinlänglich bekannt. Chronische Entzündungen und ernsthafte Erkrankungen der Atemorgane sowie das unüberschaubare Spektrum verschiedener Allergien zählen heute zu den häufigsten sogenannten *Zivilisationskrankheiten.* Hinzu kommen noch all die psychischen und psychosomatischen Erkrankungen, unter denen auch zunehmend mehr Kinder leiden.

Entzündungen der Atemwege, insbesondere Erkältungen mit ständig verstopfter Nase, sind heute eher die Regel als die Ausnahme. Beeinflußt durch Meldungen über immer neue Viren und Bakterien, scheint uns völlig zu entgehen, daß wir im Grunde genommen nur die Nase gestrichen voll haben. Allein der tägliche Gestank, den wir uns mit unseren Blechkisten gegenseitig zumuten, wäre Grund genug für eine verstopfte Nase. Hinzu kommen aber noch all die anderen unangenehmen Gerüche auf der Arbeit, beim Sport oder im Bus. Bei unserer äußerst komplexen Gesellschaftsordnung scheint es unumgänglich zu sein, daß wir uns täglich mit Menschen auseinanderzusetzen haben, die wir nicht *riechen* können. Die Folgen eines derartig widernatürlichen Verhaltens sind zwar noch nicht ausreichend erforscht, doch dürften sie schon jetzt als unbestreitbarer Faktor für die exponentiell ansteigenden psychischen und psychosomatischen Krankheiten gelten.

Die Aromatherapie ist natürlich kein Allheilmittel, das für jede Krankheit und Lebenssituation den passenden Duft hat, mit dem in Kürze all das wieder ins Lot gebracht werden kann, was über Jahre aus dem Gleichgewicht geraten ist. Bei schwerwiegenden Erkrankungen ist sie auch kein Ersatz für eine homöopathische oder medizinische Behandlung; dennoch bieten ätherische Öle eine Vielzahl von Anwendungsmöglichkeiten, die uns im täglichen Leben eine echte Hilfe sein können. In der Aromalampe verströmen sie einen angenehmen Duft, der, je nach Art der verwendeten Pflanze, entweder beruhigend und entspannend oder stimulierend und aktivierend wirkt. Ätherische Öle können auch für Bäder, Inhalationen, Kompressen und Heilerdeauflagen eingesetzt werden. Da sich reine Pflanzenessenzen auch zum Aromatisieren von Lebensmitteln eignen, können sie in verdünnter Form – bis auf einige Ausnahmen – problemlos eingenommen werden.

Der Hauptanwendungsbereich ist jedoch die Aromalampe oder das Diffusionsgerät, über die sich die Duftmoleküle im ganzen Raum verteilen und mit der Luft eingeatmet werden. Dabei gelangen die Duftmoleküle zunächst in die Nasenhöhle, an deren oberem Ende sie auf das Riechfeld treffen, ein etwa sieben Quadratzentimeter großer Teil der Nasenschleimhaut, der aus etwa zehn Millionen Riechzellen besteht, von denen jede einzelne Riechzelle mit sechs bis acht Flimmerhärchen besetzt ist. Diese sind wiederum umgeben von Rezeptoren, die so beschaffen sind, daß sie die ankommenden Duftmoleküle wie unterschiedlich große Mosaiksteine einsortieren und aufnehmen können. Durch diesen *Kontakt* entstehen chemische Reaktionen, die als elektrische Signale oder Impulse von den Nervenzellen an die Steuerzentren des Gehirns, dem Hypothalamus und Thalamus, weitergeleitet werden.

Der Riechsinn ist zwar der älteste und leistungsfähigste aller Sinne, das Phänomen des Riechens konnte aber aufgrund seiner hochkomplizierten Abläufe und nicht zuletzt wegen seines durch gesellschaftliche Tabus bedingten Desinteresses bis heute nicht vollständig entschlüsselt werden. Wenngleich das Geheimnis der Düfte zur Zeit noch nicht hinreichend erklärt werden kann, so zeichnet sich schon jetzt ab, daß wir unsere psychischen, emotionalen und sexuellen Probleme nur lösen können, indem wir uns unserer Nase wieder bewußt werden und die Signale unseres Riechsinns nicht länger ignorieren.

Möglichkeiten einer Duft-Verwandlung

Sinn der Aromatherapie ist also nicht, unangenehme Gerüche einfach mit Blütendüften zu übertünchen, sondern unseren Geruchsinn zu sensibilisieren, damit wir sowohl die unangenehmen als auch die angenehmen Gerüche wieder bewußt wahrnehmen; denn unabhängig von unserer Wahrnehmung beeinflussen uns die verschiedenen Duftstoffe stärker als dies bisher angenommen wurde.

Wie bereits in den einleitenden Kapiteln erwähnt, wirken Düfte unmittelbar auf das Gehirn und manipulieren darüber eine Vielzahl von psychischen, emotionalen, sexuellen und physischen Steuerungsmechanismen, denen wir uns ebenso wenig bewußt sind, wie dem Atemoder Verdauungsvorgang. Dennoch ist die Wirkung unterschiedlicher Düfte und Gerüche für jeden spürbar nachvollziehbar. Wir brauchen nur an einem ganz *normalen* Alltag einen Nachmittag lang durch die Straßen einer Großstadt zu gehen und zu beobachten, wie wir uns dabei und danach fühlen. Den nächsten Tag gehen wir kontrasthalber zur gleichen Zeit durch den nächstgelegenen Wald spazieren und beobachten ebenfalls unsere Verfassung.

Natürlich hängt die unterschiedliche Qualität unseres Zustandes *auch* mit dem unterschiedlichen Sauerstoffgehalt der Luft zusammen, dennoch bedrückt uns der Gang durch die Stadt, macht uns schlapp, weil einfach zuviel auf uns eindringt, was wir nicht riechen können – und nicht riechen wollen. Der Waldspaziergang hingegen tankt uns spürbar mit frischer Lebensenergie auf, der Duft des Laubes und des feuchten Waldbodens inspirieren und beflügeln uns und hinterlassen ein Gefühl der Dankbarkeit.

Anhand dieser banalen Beispiele, die jeder schon einmal in dieser Folge erlebt hat, wird deutlich, was wir uns einerseits Tag für Tag zumuten und andererseits entbehren, sobald wir uns nicht von unserer Nase leiten lassen.

Die Erkenntnis, daß unser Riechsinn Wegweiser unserer Sehnsüchte und Stimmungsbarometer unserer wahren Empfindungen ist, bewirkt eine veränderte Wahrnehmung der Umwelt, von der kaum ein Lebensbereich verschont bleibt. Dies zieht zwangsläufig eine ganzheitliche Betrachtung unserer Lebensweise nach sich, wodurch jahrelang *eingefahrene* Verhaltensweisen auftauchen, *faule* Kompromisse sichtbar werden und unsere wahren Sehnsüchte zum Vorschein kommen. Hiervon werden natürlich auch unsere zwischenmenschlichen Beziehungen, unsere Partnerschaft und unser eigenes Körperbewußtsein beeinflußt.

Indem wir unseren Geruchsinn weder ignorieren noch betäuben, sondern uns bewußt von ihm leiten lassen, kommt Klarheit in unser Leben. Meist werden natürlich die unangenehmen Gerüche an anderen Menschen eher bewußt als die eigenen, was mit der sogenannten *Adaption* zusammenhängt, aufgrund welcher eine Anpassung oder Gewöhnung an immer dieselben Gerüche stattfindet, sodaß diese schließlich nicht mehr registriert werden. Aus den sieben *Öffnungen* unseres Körpers strömen die unterschiedlichsten *Düfte,* die Auskunft über unser Befinden, unsere Lebens- und Ernährungsweise geben. Diese unterschiedlichen Gerüche, die noch durch die Ausdünstungen über die Haut ergänzt werden, umgeben unseren physischen Körper wie ein unsichtbarer Nebel. Jeder Mensch besitzt, ebenso wie jedes Tier und jede Pflanze, einen Strahlungskörper, die sogenannte *Aura,* welche die Gefühle, die Gemütsverfassung und die Gedanken des jeweiligen Organismus in unterschiedlichen Farben und Schwingungen an die Außenwelt abstrahlt. Die Aura, die für das menschliche Auge normalerweise nicht sichtbar ist, kann nur von einigen sehr sensiblen Menschen *gesehen* oder besser bewußt wahrgenommen werden. Galt ihre Existenz bis vor wenigen Jahren noch als rein spekulative, mystische Wahrnehmung, die von den empirischen Wissenschaften in die Ecke des Okkulten verdrängt wurde, so kann sie mittlerweile durch die *Kirlian*-Fotografie, eine relativ neue Form der Ablichtungstechnik, abgebildet und für jedes Auge sichtbar gemacht werden.

Unsere Aura beinhaltet also nicht nur unsere Gefühle, Absichten und unseren Charakter, die in unterschiedlichen Farben erscheinen, sondern unsere Aura verströmt auch unseren typischen, ureigenen Körpergeruch. In der bildhaften Sprache *Don Juans,* der Hauptfigur in Carlos Castanedas *Erzählungen,* wandeln wir als *leuchtende Eier* durchs Leben.

Der vielzitierte erste Eindruck, den wir – wenn überhaupt – nur für den Bruchteil einer Sekunde intuitiv wahrnehmen, entsteht durch das ganzheitliche Erfassen des feinstofflichen Strahlungskörpers, der das wahre Wesen eines Menschen ausstrahlt. Dieser Augen-Blick entscheidet über Sympathie oder Antipathie. Alles, was danach kommt, hat bereits die Zensur unseres rationalen Verstandes passiert, der nicht wahrnimmt, sondern vergleicht und abwägt, was zu Mißverständnissen und Ent-täuschungen führt. Da die rationale Einschätzung einer Person oder Situation – zumindest in unserer *zivilisierten* Gesellschaft – die dominierende und *normale* Art der Wahrnehmung ist, verwundert es kaum, daß unsere Beziehungen immer komplizierter werden und sich ein starker Trend zur völligen Beziehungsunfähigkeit abzeichnet.

Bei kleinen Kindern, deren Wahrnehmung noch nicht verfälscht ist, können wir gut beobachten, wie natürlich sie mit Sitiuationen umgehen. Wenn ihnen jemand zu nahe kommt, den sie aus *irgendwelchen* Gründen nicht mögen, laufen sie sofort weg und suchen Mamas Rockzipfel oder sie fangen an zu schreien. Eine ähnliche Reaktion ist bei Tieren zu beobachten, deren natürlicher Instinkt ebenfalls noch intakt ist. Ein Hund, der uns nicht *riechen* kann, wird uns sofort anbellen oder fluchtartig das Weite suchen.

Als vernünftige Erwachsene gehen wir – zu unserem eigenen Unglück – nicht mehr so natürlich miteinander um, sondern lenken in unangenehmen Situationen das Gespräch vorzugsweise auf die Kleidung oder das Wetter. Im übrigen erreichen die körpereigenen Gerüche – mit Ausnahme der Fußausdünstungen – kaum noch eine fremde Nase, da sie meist reichhaltig von Achselsprays, Parfums, Haar- und Duschgels, Intimsprays, Pre- und Aftershaves sowie von frischen Mundsprays überlagert werden. Angesichts dieser umwerfenden Palette verschiedenartiger Duftkombinationen, ist selbst die beste Nase überfordert, herauszufinden, ob ihr *Eigner* die entsprechende Person nun *riechen* kann oder nicht.

So banal dies zunächst klingen mag, doch hier liegt die Wurzel unserer chaotischen, *orientierungslosen* zwischenmenschlichen Beziehungen begraben. Wir *können* uns gar nicht mehr riechen, weil wir uns mit einer Vielzahl undefinierbarer, synthetischer Duftkombinationen dermaßen einnebeln, daß wir für den anderen *unerriechbar* geworden sind. Während sich unsere Urahnen noch auf ihren natürlichen Riechinstinkt verlassen konnten, sind wir hingegen gezwungen, uns mit jemandem erst einmal einzulassen, um ihn oder sie etwas näher *beschnuppern* zu können und dann herauszuriechen, ob wir uns nun von dem anziehenden Duft des Parfums haben täuschen lassen oder nicht.

Unsere Aura strahlt also nicht nur unsere Empfindungen und körpereigenen Gerüche aus, sondern ist überlagert von einer Vielzahl synthetischer Duftstoffe, mit denen wir uns gegenseitig täuschen. Unser ureigener Körpergeruch bleibt hinter den neuesten Duftkreationen der Parfum- und Kosmetikindustrie auf ähnliche Weise verborgen, wie unsere Augen hinter einer mehr oder weniger stark getönten Sonnenbrille.

Doch gerade in der heutigen Zeit, in der wir ohnehin schon genügend Konflikte zu bewältigen haben, ist es von besonderer Bedeutung, daß wir uns gegenseitig nicht auch noch *an der Nase herumführen* und uns damit zusätzliche Probleme *an den Hals holen*.

Mit Hilfe der Aromatherapie können wir lernen, mit den Düften der Natur umzugehen und sie sinnvoll einzusetzen. Durch die damit verbundene Sensibilisierung unseres Geruchsinns kommen wir auch unseren körpereigenen Gerüchen wieder auf die Spur und lernen, diese als Teil unseres Selbst zu akzeptieren – oder diese gezielt, durch eine Änderung unserer Lebens- und Ernährungsweise, zu verändern.

Was Sie schon immer
über Düfte wissen wollten

Anwendung ätherischer Öle im Alltag

Vielleicht gehören Sie zu jenen Menschen, die allem Neuen mit einer gewissen Skepsis begegnen, was im übrigen nicht schaden kann, solange es sich dabei um eine natürliche Vor-sicht handelt und nicht um die Einhaltung bestimmter Prinzipien oder Gewohnheiten.

Um selbst herausfinden zu können, wozu die duftenden Essenzen gut sind, benötigen Sie zu Anfang nur zwei bis drei verschiedene Öle und eine kleine Duftlampe, was Sie beides in der Apotheke, im Reformhaus oder Naturkostladen erhalten. Der Hauptanwendungsbereich ätherischer Öle sind meist die eigenen vier Wände, unser Zuhause, wo wir uns frei bewegen und nach getaner Arbeit entspannen können. Und genau hier beginnt der Einsatz der duftenden Essenzen.

Sie würden sich gern entspannen, wissen aber nicht, wie sie es bewerkstelligen sollen, da Sie von der Arbeit innerlich noch völlig überdreht sind.

Sie haben Kummer oder Probleme mit Ihrem Partner oder Ihren Kindern, möchten einfach etwas zur Ruhe kommen und mit klarem Kopf noch einmal alles überdenken.

Vielleicht haben Sie auch den bei uns am wenigsten geachteten Beruf der Hausfrau und möchten, nachdem die Kinder zu Bett gegangen sind, noch kreativ sein, was Ihnen aber meist nicht gelingt, da Sie die erforderliche Energie nicht mehr aufbringen können.

Schon an diesen drei Fallbeispielen können Sie erahnen, wie vielseitig Sie die verschiedenen Essenzen anwenden können. Zunächst wählen Sie ein auf Ihren Zustand zutreffendes Öl aus dem therapeutischen Index im Anhang aus. Von diesem Öl geben Sie je nach Raumgröße 5–7 Tropfen in das mit Wasser gefüllte Schälchen Ihrer Aromalampe. Das Wasser wird durch die Wärme eines Teelichtes erhitzt, wodurch das ätherische Öl verdunstet und seinen charakteristischen Duft im ganzen Zimmer verströmt. Dann entspannen Sie sich oder tun, was immer Sie gerade tun möchten oder müssen. Schon nach kurzer Zeit hat der Duft das ganze Zimmer erfüllt und Sie längst unterstützend beeinflußt – noch bevor Sie die Veränderung wahrnehmen.

Herkunft und Anbau

Die Qualität eines ätherischen Öls wird von mehreren Faktoren beeinflußt, die für den Verbraucher beim Kauf nicht immer ersichtlich sind. Ein Faktor für die Qualität ist die Herkunft und Anbauweise der aromatischen Pflanzen, aus denen die kostbaren Öle gewonnen werden. Herkunft und Anbauweise werden unterschieden in:

Wildwuchs oder Wildsammlung
biologisch-dynamischer Anbau (Demeter)
kontrolliert biologischer Anbau (KbA)
konventioneller Anbau

Reine ätherische Öle aus Wildwuchs oder Wildsammlung haben meist eine sehr hochwertige Qualität, da die Pflanzen an ihrem natürlichen Standort gewachsen sind.

Öle aus Demeter- und KbA-Anbau sind, aufgrund artgerechter und giftfreier Kultur, in der Regel ebenfalls sehr gut, können aber zur Zeit noch keinen allgemeingültigen Qualitätsmaßstab setzen.

Öle von Pflanzen aus konventionellem Anbau, die mit chemischen Dünge- und Spritzmitteln kultiviert werden, können paradoxerweise auch von sehr guter Qualität sein. Die Anbauweise ist jedoch abzulehnen, da sie – aus den allgemein bekannten Gründen – in eine Sackgasse führt.

Zur Zeit gibt es für ätherische Öle bedauerlicherweise noch keine zuverlässigen Qualitätskriterien. Wenngleich der biologisch-dynamische Anbau ebenso wie der kontrolliert biologische Anbau ein aktiver Beitrag zum Umweltschutz und eine notwendige Investition für die Zukunft sind, so ist die Qualität der aus diesen Pflanzen gewonnenen Öle nicht unbedingt *besser* als die Öl-Qualität der aus konventionellem Anbau stammenden Pflanzen. *Besser* ist bei ätherischen Ölen immer relativ, da die Qualität ganz entscheidend von dem Duft und der Duftintensität abhängig ist.

Obwohl der Ursprung der Pflanzen die Qualität der Essenzen entscheidend beeinflussen kann, so ist die Herkunft bzw. Anbauweise nur eins von sehr vielen Kriterien, das keine allgemeingültigen Aussagen zuläßt. Wesentlich entscheidender für die Qualität eines ätherischen Öls ist die Reinheit. Da es sich um äußerst kostbare Öle handelt, ist es für viele Großhändler *Ehrensache*, die Essenzen zu *verdünnen*. Dies ist aufgrund mangelnder gesetzlicher Qualitätskriterien sogar noch legitim! Hat ein verdünntes Zitronenöl einen nach dem Deutschen Arzneibuch (DAB) zu geringen Citralgehalt, kann dieser durch Zugabe von synthetischem Citral wieder *aufgefrischt* werden, ohne daß dies überhaupt bemerkt wird.

Da es für die kostbaren Essenzen keine festgesetzten Qualitätskriterien gibt, lassen einige bewußte Anbieter Rückstandskontrollen vornehmen, die Auskunft über verschiedene Pflanzenschutzmittel wie Pestizide, DDT, Lindan usw. geben. Erstaunlicherweise stellte sich dabei heraus, daß auch KbA-Öle sowie einige Öle von wildwachsenden Pflanzen, die nicht chemisch behandelt werden, Rückstände enthielten, was auf die globale Umweltbelastung zurückgeführt wird. Wenngleich einige Öle aus konventionellem Anbau relativ hoch belastet waren, so gab es auch Sorten, wo die Wildwuchs- und KbA-Öle höhere Rückstandswerte hatten. Da es zur Zeit keine gesetzlich vorgeschriebenen Grenzwerte für ätherische Öle gibt, sollte sich der qualitätsbewußte Kunde beim Kauf der kostbaren Essenzen nach Herkunft, Anbauweise und Reinheit erkundigen und erfragen, ob der entsprechende Anbieter Rückstandskontrollen vornehmen läßt.

Bei sogenannten Billig-Anbietern, die ätherische Öle zu Preisen anbieten, zu denen sie der Großhandel noch nicht einmal einkauft, muß davon ausgegangen werden, daß diese Öle entweder gepanscht sind oder synthetisch hergestellt wurden. Synthetische Öle, die für die Aromatherapie nicht in Frage kommen, sind um ein Vielfaches billiger als naturreine ätherische Öle.

Die ätherischen Öle aus der Apotheke, aus dem Reformhaus und Naturkostladen bieten zur Zeit die größte Gewähr an Reinheit und Naturbelassenheit.

Die Gewinnung der Essenz

Ätherische Öle können auf verschiedene Weise gewonnen werden. Die Gewinnungs-Methoden werden unterschieden in: Enfleurage, Wasserdampf-Destillation, Kaltpressung und Lösungsmittel-Extraktion.

Enfleurage

Die Gewinnung durch Enfleurage ist die einfachste, zugleich aber die aufwendigste und unergiebigste Methode. Sie wurde seit dem letzten Jahrhundert zur Gewinnung einiger sehr kostbarer Essenzen angewandt, wie beispielsweise Jasmin und Tuberose, die mittels Wasserdampf-Destillation nicht gewonnen werden können. Bei der Enfleurage werden Glasscheiben mit Fett bestrichen, auf welche die Blüten gelegt werden. Das Fett zieht dann das Öl aus den Blüten, was allerdings ein bis zwei Tage dauert. Dieser Vorgang wird über mehrere Wochen wiederholt, bis sich das Fett mit dem Duft vollgesogen hat. Mit anschließender Alkohol-Extraktion wird die Essenz von dem Fett getrennt. Zurück bleibt eine sehr kostbare, erstklassige Essenz. Enfleurage wird heute jedoch kaum noch angewendet.

Die Wasserdampf-Destillation

Die Wasserdampf-Destillation ist die gebräuchlichste Methode zur Gewinnung ätherischer Öle. Das erste Destilliergerät stammt aus dem Gebiet des heutigen Pakistan und wird auf fünftausend Jahre geschätzt. Bei der Wasserdampf-Destillation werden die zerkleinerten, meist angetrockneten Pflanzenteile auf Gitterroste gelegt und mit Wasserdampf beschickt, der die in den Pflanzen enthaltenen Öltropfen herauslöst. Der aufsteigende Wasserdampf wird dann durch ein gekühltes Rohr geleitet, an dessen Ende Wasser und Öl in einem Behälter aufgefangen werden. Da die meisten Öle leichter als Wasser sind, schwimmen sie an der Oberfläche und können gut abgeschöpft werden. Mit Wasserdampf-Destillation gewonnene Öle sind in der Regel von sehr guter Qualität, vorausgesetzt, sie werden im nachhinein nicht gestreckt.

Die Kaltpressung

Diese Art der Ölgewinnung wird ausschließlich bei Zitrusfrüchten angewandt, deren Essenz sich bekanntlich in den winzigen Öldrüsen der dicken Fruchtschalen konzentriert. Ein leichter Druck mit dem Fingernagel genügt bereits, um das Öl herausspritzen zu lassen. Während das Öl früher noch mit Handpressen aus den zerkleinerten Fruchtschalen gepreßt wurde, erfolgt dies heute mit großen maschinellen Pressen. Dabei wird meist Wasser zugesetzt, welches anschließend durch Zentrifugieren wieder von dem Öl getrennt wird. Kaltgepreßte Öle sollten möglichst nur aus ungespritzten oder biologisch kultivierten Früchten hergestellt werden, da die giftigen *Pflanzenschutzmittel* direkt in die Essenz gelangen. Da Zitrusessenzen wegen des höheren Ölgehalts meist aus unreifen Früchten gewonnen werden, die sehr sauer sind, brauchen sie in der Regel nicht auch noch mit Gift gegen Insekten geschützt zu werden. Die Kaltpressung ergibt hochwertige Pflanzen-Essenzen, die jedoch nur sechs bis acht Monate haltbar sind. Bei längerer Lagerung sollten sie kühl aufbewahrt werden.

Die Lösungsmittel-Extraktion

Der Einsatz chemischer Lösungsmittel zur Gewinnung von Speiseölen wird schon seit über zehn Jahren, aufgrund der höheren Ausbeute, den herkömmlichen Methoden immer mehr vorgezogen. Seit einigen Jahren werden nun auch ätherische Öle mit chlorierten Kohlenwasserstoffen aus den Pflanzen extrahiert. Eines der bevorzugten Lösungsmittel ist das hochgiftige Hexan. Um die kostbaren Düfte *einzufangen,* müssen zunächst die schönsten Blüten mit übelriechenden, giftigen Lösungsmitteln besprüht werden. Sobald das Lösungsmittel das Öl aus den Blüten gesaugt hat, muß es schleunigst, meist per Vakuum-Destillation, wieder von diesem getrennt werden. Da dies logischerweise nicht hundertprozentig gelingen kann, enthält jedes auf diese Weise gewonnene *Absolue* Lösungsmittel-Rückstände. Absolues sind in der Aromatherapie nur begrenzt einsetzbar, da sie nicht eingenommen werden sollten! Aufgrund dieser umstrittenen Gewinnung verzichten einige bewußte Anbieter auf jegliche Absolues.

Charakteristika aromatischer Pflanzen

Die aromatischen Pflanzen, aus denen ätherische Öle gewonnen werden, sind zum größten Teil Heilpflanzen, die aufgrund ihrer heilkräftigen Wirkungsweise schon seit Jahrtausenden für die verschiedensten Krankheiten eingesetzt werden. Ihre unterschiedlichen Heileigenschaften sind sehr vielfältig und bieten von daher ein breites Anwendungsspektrum.

Um diese unüberschaubare Vielfalt der Pflanzenwelt erfassen zu können, ist der Mensch seit jeher bemüht gewesen, die einzelnen Pflanzen nach bestimmten Kriterien einzuordnen. So gibt es mittlerweile die Möglichkeit, die Pflanzen nach Herkunft, Abstammung, Inhaltsstoffen und Eigenschaften größeren Pflanzengruppen zuzuordnen. Zu den bekanntesten und größten *Pflanzenfamilien* zählen die Lippenblütler und Doldenblütler, denen auch die meisten aromatischen Pflanzen angehören.

Zur Familie der Lippenblütler, der auch viele unserer heimischen Pflanzen angehören, zählen Basilikum, Bohnenkraut, Majoran, Oregano, Pfefferminze, Thymian usw. Die für die Aromatherapie bedeutendsten Lippenblütler sind Melisse und Lavendel, die eine stark harmonisierende, schützende und reinigende Wirkung haben. Sie eignen sich besonders bei den alltäglichen Streßsymptomen wie nervöser Gereiztheit, Ruhelosigkeit und Schlafstörungen.

Zur Familie der Doldenblütler zählen ebenfalls eine Reihe heimischer Pflanzen wie Anis, Dill, Fenchel und Koriander. Sie alle haben eine mehr oder weniger starke verdauungsfördernde und blähungstreibende Wirkung, die sich besonders günstig bei allen Magen-Darmbeschwerden auswirkt. Sie wirken alle sehr erwärmend und haben eine schleim- und krampflösende Eigenschaft.

Von der Familie der Korbblütler sind nur zwei Pflanzen von größerer Bedeutung: die Kamille und die Schafgarbe. Während die Kamille in der Aromatherapie sehr bedeutsam ist, spielt die Schafgarbe zur Zeit noch eine untergeordnete Rolle.

Neben diesen Pflanzenfamilien, die zum Großteil aus heimischen Kräutern bestehen, gibt es noch zahlreiche andere Pflanzenfamilien.

Neben den Familien der Liliengewächse (Hyanzinthe, Iris), der Myrtengewächse (Eukalyptus, Nelke) und Kieferngewächse sind in der Aromatherapie die Rautengewächse von größerer Bedeutung. Zu ihnen zählen alle Zitrusfrüchte wie Bergamotte, Limette, Neroli, Orange, Petitgrain und Zitrone, deren Essenz durch Kaltpressung der Fruchtschalen gewonnen wird.

Eigenschaften in der Duftlampe

Die duftenden Essenzen der aromatischen Pflanzen verströmen auch in der Duftlampe ihre heilsamen Eigenschaften. Das Anwendungsspektrum konzentriert sich jedoch in der Duftlampe auf die Atemorgane und den psychisch-emotionalen Bereich.

Da in der heutigen Zeit immer mehr Krankheiten psychisch und psychosomatisch bedingt sind, können die verschiedenen Düfte bereits im Vorfeld erheblich unser geistig-seelisches Gleichgewicht beeinflussen und somit zu einem gesteigerten körperlichen Wohlbefinden beitragen. Das breite Anwendungsspektrum umfaßt folgende Symptome:

- *im geistig-seelischen Bereich:*
- nervöse Verspannungen, Übererregbarkeit, Gereiztheit sowie daraus entstehende Depressionen, Angstzustände, Frustration
- Minderwertigkeitsgefühle, Trauer, Verzweiflung

- *im körperlichen Bereich:*
- Erkrankungen der Atemwege wie Erkältung, Schnupfen, Husten, auch nervöser Reizhusten, Heiserkeit

Da Entzündungen der Atemwege neben den umweltbedingten Ursachen auch entscheidend durch den Gemütszustand beeinflußt werden, können die duftenden Essenzen hier eine Doppelfunktion erfüllen: Zum einen können sie postitiv auf unser Gefühlsleben einwirken, damit wir nicht immer gleich *die Nase voll haben,* zum anderen können sie bei akuten Erkältungen mit Schnupfen, Husten, Heiserkeit aufgrund ihrer entzündungshemmenden, schmerz- und krampfstillenden Eigenschaft schnell eine Linderung herbeiführen.

Was Sie noch beherzigen sollten

Wenn Sie sich vorher noch nie mit ätherischen Ölen auseinandergesetzt haben, wissen Sie jetzt, nach Lesen der einleitenden Kapitel, daß es sich bei diesen zwar um naturreine, aber zugleich hochkonzentrierte Essenzen handelt, die nicht leichtfertig eingesetzt werden sollten!

Damit die duftenden Essenzen durch ihre vielfältige Anwendungsweise Ihr Leben bereichern und Ihnen eine Hilfe sind, sollten Sie, damit Ihnen kein Mißgeschick widerfährt, folgende Punkte beherzigen:

1. *Achten Sie beim Einkauf auf die Qualität der Essenzen!*
   Kaufen Sie nur 100% naturreine ätherische Öle, die entweder durch Wasserdampf-Destillation oder Kaltpressung gewonnen wurden. Bevorzugen Sie Öle aus Wildwuchs oder biologischem Anbau. Erkundigen Sie sich nach Rückstandskontrollen. Schnuppern Sie vorher an den Ölen.

2. *Verwenden Sie die Essenzen sparsam!*
   In der Aromalampe genügen oft 3–5 Tropfen. Verwenden Sie nicht nur eine Essenz über mehrere Monate. Setzen Sie die Essenzen keinem direkten Sonnenlicht aus. Bewahren Sie sie an einem für Kinder unzugänglichen Ort auf.

3. *Bringen Sie die Essenzen nicht mit den Augen und Schleimhäuten in Berührung!*
   Die Essenzen können in Verdünnung zwar auch eingenommen werden, sollten aber nicht in die Augen gelangen und unverdünnt mit den Schleimhäuten in Berührung gebracht werden.

4. *Testen Sie die einzelnen Düfte!*
   Verwenden Sie zu Anfang nur die einzelnen Duftnoten und beobachten Sie Ihr Wohlbefinden. Kombinieren Sie in der Duftlampe nur verträgliche Essenzen miteinander und vermeiden Sie Duftmischungen aus allzu vielen Essenzen.

5. *Betrachten Sie die duftenden Essenzen als Geschenk der Natur*
   Ätherische Öle zählen zu den kostbarsten Geschenken der Natur und sollten auch als solche angewendet werden.

DIE
ÄTHERISCHEN ÖLE

Angelika

Angelica archangelica

Familie
Umbelliferae – Familie der Doldenblütler
Standort
Nord- und Mitteleuropa
Essenz
Wasserdampfdestillation aus den frischen
oder getrockneten Wurzeln
Hauptwirkstoff
Angelicin
Ölgehalt
etwa 1%
Charakteristika
abwehrstärkend, verdauungsanregend,
magenstärkend

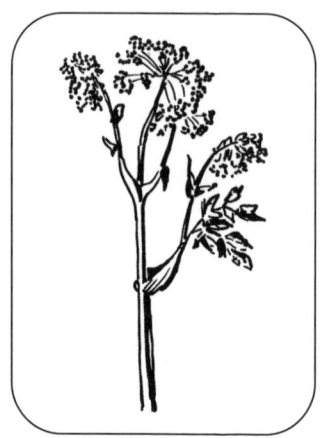

In der Natur ist sie nur noch in wasserreichen Gebirgsschluchten, an Flußufern und feuchtenWiesen zu finden: die mächtige, alle Gräser und Kräuter überragende Angelika. Nicht umsonst wird sie im Volksmund als *Engelwurz, Erzengelwurz* oder auch *Geistwurz* benannt, denn ihre wirkungskräftigen Bestandteile konzentrieren sich hauptsächlich im Wurzelstock, der im Spätherbst ausgegraben, gespalten und zu Zöpfen geflochten an der Luft getrocknet wird.

Pflanzenaufbau

Angelika zählt zu den Doldengewächsen und hat eine gewisse Ähnlichkeit mit Anis und Kümmel, ist jedoch von ihrer Statur viel mächtiger. Der Stengel ist eine bläuliche, hohle Röhre, die bis zu 2 m hoch wird. Die grünlich-weißen Blütendolden verströmen einen honigartigen Duft.

Wirkungsweise

Angelika hat auf den gesamten Organismus eine durchwärmende, abwehrstärkende Wirkung, die auch Erkrankungen des Magen-Darmtraktes positiv beeinflußt und zudem die Nierentätigkeit anregt. Bei Lungen- und Halsleiden kann sie als auswurfförderndes Mittel Linderung herbeiführen.

Eigenschaften in der Duftlampe

krampflösend	bei nervösen Verspannungen
aufbauend	Angstzuständen, Depressionen,
stärkend	Unentschlossenheit
motivierend	
auswurffördernd	bei allen Katarrhen, Hals- und
entzündungshemmend	Lungenleiden
schleimlösend	

Aufgrund ihrer Größe und Dominanz, die schon eine gewisse Selbstherrlichkeit ausstrahlt, ist Angelika ideal für Menschen, die unter mangelndem Selbstbewußtsein leiden, oft entscheidungsunfähig sind und zu Depressionen neigen.

Angelika läßt sich gut mischen mit Zitrusölen wie Limette und Zitrone, paßt aber auch gut zu Kiefer und Wacholder.

Weitere Anwendungsbeispiele

äußerlich: in Form von Salbe oder als Badezusatz bei rheumatischen Beschwerden. Ein Kräuterbad empfiehlt sich besonders bei nervösen Erschöpfungszuständen, allgemeiner Niedergeschlagenheit sowie nach extremen körperlichen und geistigen Belastungen.

innerlich: als Tee, 2–3 Tropfen Öl auf 1 Teelöffel Honig in 1 Tasse heißem Wasser gelöst (2–3 x täglich) bei Blähungen und Appetitlosigkeit. Der Tee, der auch aus der getrockneten, zerkleinerten Wurzeln zubereitet werden kann, unterstützt den Heilungsprozeß von Katarrhen und bewirkt Linderung bei Magen-Darmentzündungen.

Der Aufguß der getrockneten Angelikasamen – 1 Teelöffel pro Tasse – wird dagegen in der Volksheilkunde seit jeher als schweiß- und urintreibendes Heilmittel geschätzt.

Anis

Pimpinella anisum

Familie
Umbellifaerae – Familie der Doldenblütler
Standort
Mittelmeergebiet
Essenz
Wasserdampfdestillation aus den getrockneten
Samen
Hauptwirkstoff
Anethol
Ölgehalt
2–6%
Charakteristika
krampf- und schleimlösend,
auswurffördernd

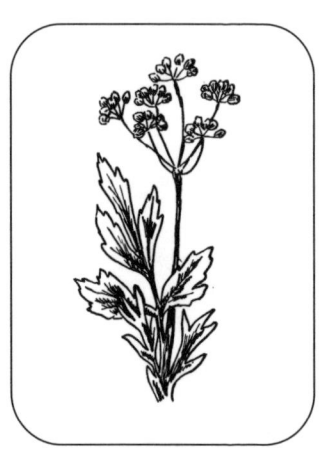

Anis gedeiht am besten in den sonnig warmen Mittelmeerländern, wo er hauptsächlich kultiviert wird. Seine Blütezeit ist von Juli bis August, seine Erntezeit reicht bis in den September. In seinen Heilwirkungen ähnelt er dem Fenchel.

Pflanzenaufbau

Einjährige Wurzel; die wollig behaarte Pflanze entwickelt einen etwa $^1/_2$ m hohen Stengel. Die in Dolden angeordneten weißen Blütendolden bilden die heilkräftigen, eiförmigen Samen aus.

Wirkungsweise

Anissamen werden hauptsächlich aufgrund ihrer verdauungsfördernden, blähungstreibenden und krampfstillenden Wirkung angewendet. Die blähungstreibende Eigenschaft von Anis ist noch stärker als die von Fenchel. Einen besonders postiven Einfluß hat Anis auf Frauen. Er wirkt menstruationsfördernd und milchbildend, wobei sich die beruhigende Wirkung des Anis zum Teil sogar über die Muttermilch auf den Säugling überträgt.

Eigenschaften in der Duftlampe

erwärmend	bei Überreiztheit, innerlicher
beruhigend	Unruhe und Verspannungen
krampflösend	
verdauungsanregend	bei Beschwerden der Verdauungs-
magenstärkend	organe und Atemwege, bei Husten,
schleimlösend	Erkältung und Heiserkeit
auswurffördernd	

Das ätherische Öl *Oleum Anisi* hat einen eigenartig süßlich frischen und zugleich beruhigenden Duft, der alles durchdringt. Anisöl sollte äußerst sparsam und bewußt verwendet werden, da eine zu hohe Dosierung eine betäubende, rauschähnliche Wirkung zur Folge haben kann.

Weitere Anwendungsbeispiele

äußerlich: als Badezusatz für entspannende, beruhigende Kräuterbäder (3–5 Tropfen auf eine Wannenfüllung); als Massageöl (2–3 Tropfen Anisöl auf 1 Eßlöffel fettes Öl wie z. B. Jojoba- oder Mandelöl); bei Verspannungen und Magenkrämpfen.

innerlich: als Kräutertee, 1–2 Tropfen Anisöl auf 1 Teelöffel Honig in 1 Tasse heißem Wasser gelöst (nicht öfter als 1–2 x täglich!), oder als Aufguß der getrockneten, zerstoßenen Samen (1 Teelöffel auf 1 Tasse) bei ungenügender Muttermilchbildung und Menstruationsschmerzen. Der Tee bewirkt auch Linderung bei Erkrankung der Atemwege, insbesondere bei kratzendem Husten, Bronchialkrämpfen, Hals- und Brustverschleimung. Eine Mischung zu gleichen Anteilen Anis-, Salbei- und Pfefferminzöl wirkt als lauwarmes Gurgelwasser hervorragend bei Mandelentzündungen: auf 1 Tasse lauwarmes Wasser je 1 Topfen Öl. Anisöl wird in großen Mengen in der Parfümindustrie eingesetzt und auch zu Likören und Kräuterschnäpsen verarbeitet. Äußerst sparsam dosiert, eignet sich das Öl auch für Gewürzbrote und -kuchen in der Vollkorn-Bäckerei.

Basilikum

Ocimum basilicum

Familie
Libiatae – Familie der Lippenblütler
Standort
Mittel- und Südeuropa
Essenz
Wasserdampfdestillation aus dem ganzen Kraut
Hauptwirkstoff
Estragol, Linalool, Ocimen
Ölgehalt
etwa 0,7%
Charakteristika
magenstärkend, darmreinigend

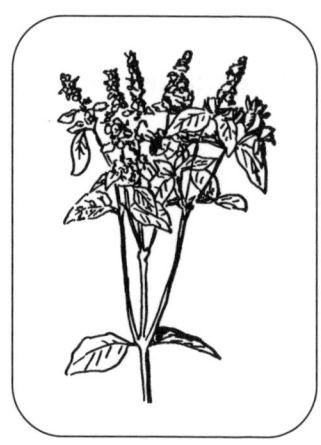

Basilicon bedeutet im griechischen die *königliche* Medizin. Seinen Ursprung hat das Basilikum jedoch in Indien, wo es zu den gottgeweihten Pflanzen zählt und in der Ayurveda-Medizin, der indischen Naturheillehre, am häufigsten Verwendung findet. Reste von Pflanzenteilen, die bereits 3500 v. Chr. in den Grabkammern ägyptischer Pyramiden gefunden wurden, lassen darauf schließen, daß bereits die alten Hochkulturen die außergewöhnlichen Heilkräfte dieser Pflanze kannten.

Pflanzenaufbau

Basilikum ist ein buschig verzweigtes einjähriges Kraut, das etwa 50 cm hoch wird und rosa-weiße bis purpurfarbene Blüten hat.

Wirkungsweise

Basilikum hat einen starken Einfluß auf die Verdauungsorgane und den Magen-Darmtrakt. Es ist nicht nur ein appetitanregendes Mittel, sondern ein wirkungsvolles Therapeutikum bei der Behandlung von Magenkatarrh, Darmentzündungen und Vergiftungserscheinungen. Darüber hinaus wird es mit Erfolg bei der Behandlung von Lungenerkrankungen und Keuchhusten eingesetzt.

Eigenschaften in der Duftlampe

aufbauend	bei Traurigkeit, Depressionen,
erfrischend	Melancholie,
motivierend	Sentimentalität
magenstärkend	bei Magenkrämpfen, -katarrhen,
entzündungshemmend	Erkrankungen der Atemwege,
krampflösend	Erkältungen, Bronchitis,

Der würzig frische, etwas scharfe Duft des Basilikums wirkt motivierend auf Geist und Seele. Er vertreibt negative Gedanken, nimmt Schwermut, befreit das Herz von allen Sorgen und schafft eine Atmosphäre der Erleichterung, Heiterkeit und Freude.
Basilikum harmoniert besonders gut mit Bergamotte, Geranie, Melisse, Rosenholz, Wacholder und Zypresse.

Weitere Anwendungsbeispiele

äußerlich: als Salbe bei Entzündungen der Stirn- und Nebenhöhlen, ebenso als Wundsalbe bei Quetschungen oder als Teeumschlag (etwa 3–5 Tropfen Öl auf 1 Glas Wasser) bei schlecht heilenden Wunden und Eiterungen.
In der indischen Ayurveda-Heilkunde wird der frische Saft des Basilikums auch mit Erfolg bei Skorpionstichen und Schlangenbissen mit folgender Bewußtlosigkeit eingesetzt. Als Dosierung werden 1–2 Teelöffel des frischen Saftes in 2–3 stündlichen Abständen empfohlen.

innerlich: zur Inhalation bei Erkältung, Husten, auch Keuchhusten, Bronchitis und Asthma; als Kräutertee 1–2 Tropfen Öl auf 1 Teelöffel Honig in 1 Tasse warmem Wasser gelöst, oder als Aufguß 1 Teelöffel getrocknetes Kraut auf 1 Tasse heißes Wasser.
Basilikum eignet sich auch hervorragend zum Gurgeln bei Halsschmerzen und Erkältungen: hierfür werden 2–3 Tropfen Öl auf 1 Tasse warmes Wasser genommen.

Benzoe

Styrax benzoin

Familie
Styraceae – Familie der Styraxgewächse
Standort
Südostasien
Essenz
Alkohol- oder Benzol-Extraktion
des Harzes
Hauptwirkstoff
Benzoesäure
Ölgehalt
etwa 5%
Charakteristika
harmonisierend, antiseptisch,
herz- und nervenstärkend

Benzoe ist das Harz des in Südostasien beheimateten Benzoebaumes. Um das wohlriechende Harz zu erhalten, müssen die vorwiegend in Thailand, Vietnam und Sumatra kultivierten Bäume jedoch tief eingekerbt werden. Relativ langsam beginnen die Bäume dann das nach Vanille duftende Harz durch die Einschnitte in der Rinde abzusondern. Ein Verzicht auf dieses Öl ist daher verständlich. Wer es dennoch verwenden möchte, sollte es äußerst bewußt und sparsam einsetzen.

Pflanzenaufbau
Bis zu 20 m hoch werdender Baum mit muskatnußähnlichen Früchten.

Wirkungsweise
Benzoe wird in seinen Ursprungsländern traditionell als Zusatz für Räuchermischungen verwendet, um böse Geister zu vertreiben. Benzoetinktur und ein Benzoe enthaltender Wundbalsam wirken antiseptisch und werden mit Erfolg bei Geschwüren, eiternden Wunden und Entzündungen eingesetzt.

Eigenschaften in der Duftlampe

beruhigend	bei Überreiztheit,
harmonisierend	nervöser Anspannung,
antidepressiv	Streß und Depression
entzündungshemmend	bei grippalen Infekten,
schleimlösend	wie Husten, Bronchitis, Heiserkeit,
auswurffördernd	Erkältung,
stärkend	für Herz und Nerven

Der an Vanille und Sirup erinnernde Duft von Benzoe verbreitet in der Duftlampe eine wohltuende und entspannende Atmosphäre, die auf Herz und Nerven gleichermaßen beruhigend wirkt. Es eignet sich daher besonders für „Hitzköpfe", denen es schwerfällt, sich vom Alltagsstreß zu befreien und Ruhe zu finden.

Auf Atemwege und Schleimhäute hat Benzoeöl eine äußerst positive Wirkung. Aufgrund seiner schleimlösenden Eigenschaft bewirkt es bei Heiserkeit, Husten und Erkältung einen beschleunigten Auswurf und unterstützt somit einen schnellen Heilungsprozeß.

Benzoe bildet aufgrund seiner Zusammensetzung ein natürliches Fixativ und eignet sich von daher besonders für die unterschiedlichsten Parfumkompositionen. Es mischt sich gut mit: Geranie, Olibanum, Rose und Zeder.

Weitere Anwendungsbeispiele

äußerlich: als Tinktur und Zusatz von Wundbalsam bei schlechtheilenden und eiternden Wunden, Entzündungen und Hautreizungen.

innerlich: zur Inhalation 3–5 Tropfen Öl auf 1 Schale heißes Wasser: bei Grippe, Husten, Heiserkeit und Bronchitis, oder zum Gurgeln 2–3 Tropfen Öl auf 1 Teelöffel Honig in 1 Tasse lauwarmem Wasser.

Bergamotte
Citrus bergamia

Familie
Rutaceae – Familie der Rautengewächse
Standort
Italien, Mittelmeergebiet
Essenz
Kaltpressung aus den Fruchtschalen
Hauptwirkstoffe
Terpene, Linalool, Bergamottin
Ölgehalt
unter 1%
Charakteristika
*ausgleichend, krampflösend,
entzündungshemmend*

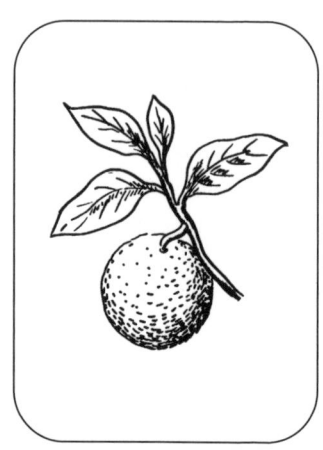

Bergamotte ist die Frucht des sagenumwobenen Bergamottebaumes, der fast ausschließlich in der Umgebung der süditalienischen Stadt Reggio di Calabria wächst. Die genaue Herkunft dieses Baumes konnte bis heute noch nicht vollständig enträtselt werden. Angeblich verdankt die Bergamotte ihren Namen der an der Meeresenge von Messina liegenden Stadt Bergamo.

Pflanzenaufbau

Der etwa 5 m hohe Bergamottebaum ist eine Kreuzung aus Zitrone und Bitterorange. Aus den kleinen, fruchtig süß duftenden Blüten entwickeln sich die birnenförmigen Früchte, die zur Reifezeit in goldgelber Farbe erstrahlen.

Wirkungsweise

Das fruchtig, blumig duftende Bergamotteöl hat eine ausgesprochen positive Wirkung auf alle Menschen, die depressiv veranlagt sind und häufig unter Angstzuständen leiden. In Verdünnung ist es ein erfrischendes Desinfektionsmittel bei Zahnfleischentzündungen und schlechtem Atem. Auf Infektionen der Harnwege und Blase hat es eine antiseptische Wirkung.

Eigenschaften in der Duftlampe

ausgleichend	bei Depressionen, Angst,
beruhigend	nervösen Verspannungen,
belebend	allgemeinen Streßsymptomen
entzündungshemmend	bei Halsentzündungen
krampflösend	bei Darmkoliken

Der erfrischende Duft des Bergamotteöls hat die Kraft, gereizten Situationen die Spannung zu nehmen und eine Schwingung zu erzeugen, in der es leicht fällt, sich zu entspannen und neue Energie zu sammeln. Es wirkt sowohl beruhigend und entspannend als auch belebend und erfrischend.

Es läßt sich besonders gut mischen mit Angelika, Lavendel, Limette, Mandarine, Sandelholz und Zypresse.

Weitere Anwendungsbeispiele

äußerlich: in starker Verdünnung (auf 3 Eßlöffel fettes Öl 1 Tropfen Öl) als heilungsförderndes Mittel bei Hautausschlägen und -entzündungen wie Akne, Ekzeme und Schuppenflechte; auch geeignet bei übermäßiger Talg- und Schuppenproduktion der Kopfhaut sowie bei Krätze. Bergamotteöl sollte jedoch niemals unverdünnt auf die Haut gebracht werden, da es bei Sonneneinstrahlung Reizungen, Entzündungen und Verfärbungen der Haut zur Folge haben kann!

innerlich: in Verdünnung (1–2 Tropfen auf $1/2$ Glas Wasser 2 x täglich) wirkt es wohltuend und krampflösend auf den Magen-Darmtrakt, regt Appetit und Verdauung an. Bei Hals- und Zahnfleischentzündungen sowie schlechtem Atem kann diese Verdünnung auch gut als Gurgelwasser eingesetzt werden.

In der Volksheilkunde Italiens gilt Bergamotteöl auch als fiebersenkend und bewährtes Mittel gegen Würmer.

Birke

Betula alba

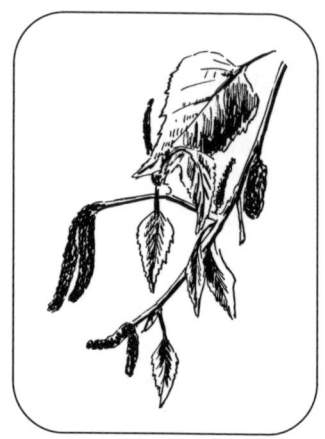

Familie
Butulaceae – Familie der Birkengewächse
Standort
*ganz Europa (Ausnahme Mittelmeergebiet),
Nordasien*
Essenz
*Trockendestillation aus der frischen Rinde
und den belaubten Ästen*
Hauptwirkstoffe
Betulin, Betulosid
Ölgehalt
unter 1%
Charakteristika
harntreibend, antirheumatisch

Die Birke zählt bei uns zu den am stärksten verbreiteten Laubbäumen. Dies hängt hauptsächlich damit zusammen, daß Birken die Fähigkeit haben, ihre winzigen Samen mit dem Wind über 100 km weit zu verstreuen und zudem äußerst geringe Ansprüche an den Boden stellen.

Pflanzenaufbau

Von den vielen verschiedenen Birkenarten ist die Weißbirke am bekanntesten, der auch in der Volksheilkunde die größte Beachtung geschenkt wird. Die bis zu 25 m hoch werdenden Bäume fallen besonders durch ihre typisch weiße Rinde auf. Die Blätter sind relativ klein und fein behaart.

Wirkungsweise

Die Birkenblätter mit ihrem hohen Gerbstoff- und Bitterstoffgehalt wirken stark harntreibend und haben einen positiven Einfluß auf alle Krankheiten, bei denen sich übermäßige Wasseransammlungen im Körper nachteilig auswirken, wie zum Beispiel Rheuma, Gicht, Nieren- und Blasenentzündungen, Leberererkrankungen und Kreislaufstörungen.

Eigenschaften in der Duftlampe

reinigend	zur Unterstützung bei
desinfizierend	Frühjahrs- und Fastenkuren
kräftigend	zur Rekonvaleszenz
krampflösend	bei krampfartigen Magen-Darm-verspannungen

Der strenge, an Leder erinnernde Geruch der Birke, der auch dem Parfüm *Russisch Leder* seine unverwechselbare Duftnote verleiht, spielt in der Duftlampe eine untergeordnete Rolle. Birkenrindenöl ist zwar kein Öl für jeden Tag, kann jedoch zum Beispiel während Frühjahrs- und Fastenkuren durch seine reinigende und stark harntreibende Eigenschaft zur Entwässerung beitragen und somit durchaus von Nutzen sein.

Weitere Anwendungsbeispiele

äußerlich: verdünnt in Voll- und Teilbädern bei Unreinheiten und Erkrankungen der Haut wie Flechten, Krätze etc. Für Bäder und Waschungen können auch die frischen Blätter verwendet werden; als Wundumschlag: frisches Birkenlaub bei schlecht heilenden Wunden und Geschwüren, mit Verband befestigen und alle 2–3 Stunden erneuern.
Birkensaft gilt als haarwuchsstärkendes Haarwasser bei übermäßiger Schuppenproduktion und Haarausfall.

innerlich: als Teeaufguß der frischen Blätter, die jedoch nicht gekocht werden sollten, zur Entwässerung bei allen rheumatischen Beschwerden, Gicht, Gelenkschmerzen, Nierenentzündungen und Kreislaufstörungen sowie bei Blasenentzündungen mit schmerzhaftem Urinieren.

Bohnenkraut

Satureja hortensis

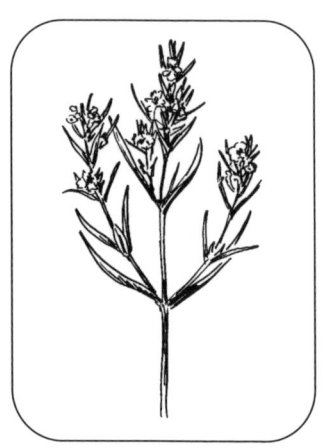

Familie
Labiatae – Familie der Lippenblütler
Standort
Mittelmeergebiet
Essenz
Wasserdampfdestillation aus dem ganzen Kraut
Hauptwirkstoffe
Terpene, Carvacrol, Zymen
Ölgehalt
etwa 1%
Charakteristika
anregend, krampf- und schleimlösend

Neben dem in unseren heimischen Gärten kultivierten Bohnenkraut gibt es das Bergbohnenkraut, das auf den felsigen, sonnenbestrahlten Hügeln des südlichen und östlichen Mittelmeerraumes noch wild wächst. Es ist eine äußerst wärmebedürftige Pflanze, deren ätherischer Ölgehalt umso höher ist, je mehr Licht sie bekommt.

Pflanzenaufbau

Einjährige Pflanze, in unseren Breitengraden selten überwinternd, mit ausgeprägten Wurzeln und buschig verzweigten, am Ansatz verholzenden Ästen. Das etwa 40 cm hoch werdende Bohnenkraut hat schmale, stumpfe Blätter und kurzstielige, kleine Blüten mit grünlich violetten Kelchen. Es wird in ganz Mitteleuropa als Gewürzpflanze kultiviert.

Wirkungsweise

Bohnenkraut, welches aufgrund seines scharfen Geschmacks häufig als Pfefferersatz in der Küche verwendet wird, hat neben der Eigenschaft als Würzpflanze auch eine krampflösende Wirkung bei Magen-Darmverspannungen. Ferner wirkt es heilend bei Durchfall und Brechreiz. Als Teeaufguß wird es mit Erfolg bei Würmern sowie bei Erkrankungen der Leber und Galle eingesetzt.

Der Teeaufguß des getrockenten Bohnenkrautes stillt ein übermäßiges Durstgefühl. Er wird daher auch als durststillender Diabetikertee empfohlen, der jedoch unbedingt ungesüßt getrunken werden sollte.

Eigenschaften in der Duftlampe

erfrischend	bei allgemeinen Schwäche-
anregend	zuständen, Energielosigkeit,
aufbauend	Melancholie
entzündungshemmend	bei Darminfektionen,
krampfstillend	nervösen Magenbeschwerden,
schleimlösend	bei Asthma und Bronchitis

Der frische, kräuterartige Duft des Bohnenkrautes verbreitet eine belebende, erfrischende Atmosphäre, die sich nicht nur bei allgemeiner Antriebsschwäche und geistiger Überarbeitung positiv auswirkt, sondern auch leicht sexuell anregend wirkt. Auf die Atemwege hat Bohnenkraut eine schleimlösende Wirkung.
Es läßt sich gut mischen mit Lavendel, Rosmarin und Thymian.

Weitere Anwendungsbeispiele

äußerlich: auf Insektenstiche werden die frischen Blätter verrieben oder als Teeumschlag die Essenz in 2–3%iger Verdünnung (8–10 Tropfen Öl auf $1/2$ Tasse Wasser) aufgetragen.

innerlich: als Teeaufguß: 1 Teelöffel des getrockneten Krautes auf 1 Tasse heißes Wasser 2–3 x täglich hilft bei Durchfall, Magenbeschwerden, Darminfektionen und Parasiten.

Verwendung in der Küche: als empfehlenswerter Pfefferersatz für alle pikanten Getreide- und Gemüsespeisen, würzige Saucen und deftige Eintöpfe. Das gartenfrische Bohnenkraut eignet sich auch hervorragend für knackige Rohkost-Salate und Kräuter-Dressings.

Cajeput

Melaleuca Leucadendron

Familie
Myrtaceae – Familie der Myrtengewächse
Standort
Indien, Südostasien, Australien
Essenz
*Wasserdampfdestillation aus den Blättern
und kleinen Zweigen*
Hauptwirkstoff
Cineol
Ölgehalt
etwa 1%
Charakteristika
antiseptisch, desinfizierend

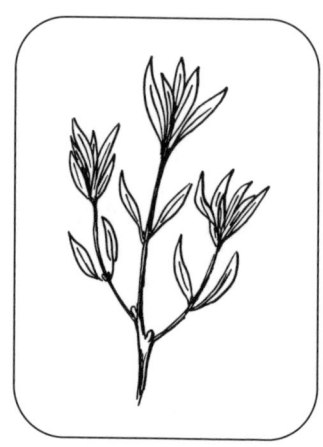

Das Cajeputöl wird aus den Blättern, Zweigen und kleinen Knospen des Cajeputbaumes gewonnen, der in Indien, Indonesien, Malaysia und auf den Philippinen beheimatet ist.

Wirkungsweise

Cajeput ist aufgrund der natürlichen Zusammensetzung seiner Inhaltstoffe ein starkes Antiseptikum, das sich besonders bei Infektionen der Atemwege, aber auch bei Blasen- und Harnröhrenentzündungen anbietet. Als schmerzlinderndes, heilungsunterstützendes Mittel ist es ebenfalls bei chronischer Bronchitis angezeigt.

Eigenschaften in der Duftlampe

krampflösend   bei innerer Unruhe,
entspannend   nervösen Verspannungen

Weitere Anwendungsbeispiele

äußerlich: als Salbe zum Einreiben bei Grippe, Erkältung, Bronchitis; bei Ohrenschmerzen kann ein in Öl getauchter Wattestift Erleichterung bewirken.
innerlich: 2–3 Tropfen Öl auf wenig Honig in $1/2$ Tasse Wasser gelöst, 2–3 x täglich.

44

Cistrose

Cistus labdaniferus

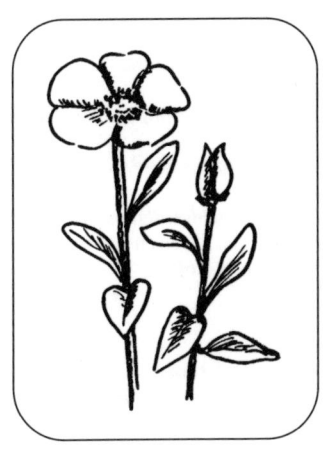

Familie
Cistaceae – Familie der Cistrosengewächse
Standort
Mittelmeergebiet
Essenz
Wasserdampfdestillation aus den Blättern und Zweigen
Hauptwirkstoffe
Terpene, Phenol, Harze
Ölgehalt
etwa 5%
Charakteristika
antiseptisch, erwärmend, anregend

Die strauchartigen Cistrosen wachsen vornehmlich auf den kargen, das Mittelmeer umgebenden Berghängen, wo sie aufgrund ihrer Blütenpracht oft wie Farbtupfer in der Landschaft wirken.

Pflanzenaufbau

Die Cistrose ist ein etwa 2 m hoch werdender Strauch mit dunkelgrünen, klebrigen Blättern und weiß-rosa-farbenen, zarten Blüten.

Wirkungsweise

Der würzig warme Duft der Cistrose wirkt auf den gesamten Organismus erwärmend und entspannend. Seine antiseptische, entzündungshemmende Eigenschaft kann besonders bei Hauterkrankungen und schlecht heilenden Wunden in Form von Kompressen von Nutzen sein.

Eigenschaften in der Duftlampe

erwärmend	bei Gefühlskälte,
entspannend	nervösen Verspannungen,
anregend	Unlust, gestörter Erotik

Cistrose paßt gut zu Jasmin, Neroli, Orange und Zitrone.

Dill

Anethum graveolens

Familie
Umbelliferae – Familie der Doldenblütler
Standort
Mitteleuropa, Amerika
Essenz
Wasserdampfdestillation aus dem ganzen
Kraut
Hauptwirkstoff
Carvon
Ölgehalt
etwa 4%
Charakteristika
entspannend, erwärmend

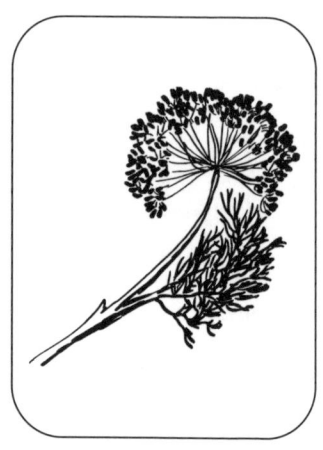

In den Pharaonengräbern von Theben wurden bereits 1500 v. Chr. in alten Tongefäßen Dillzweige zwischen dem darin aufbewahrten Weizen gefunden. Dill diente im Altertum nicht nur zum Würzen in der Küche, sondern wurde aufgrund seiner vielfältigen Anwendungsweise auch als Heilpflanze geschätzt. Alten Überlieferungen zufolge sollen römische Gladiatoren ihre Körper vor Kampfeinsätzen mit Dillöl eingerieben haben.
In Mitteleuropa wird Dill heute überwiegend kultiviert, während er im klimatisch milden Südeuropa noch wild vorkommt.

Pflanzenaufbau

Dill ist einjährig, hat einen runden, weiß gestreifen Stengel, der bis zu 1 m hoch werden kann. Die fadendünnen Blättchen sind bläulich-grün, die großen Blütendolden gelb.

Wirkungsweise

Dill gleicht in seiner krampfstillenden und erwärmenden Wirkung dem Fenchel und Kümmel. Neben seiner blähungswidrigen und leicht harntreibenden Eigenschaft wirkt Dill bei stillenden Müttern milchbildend und bei kleinen Kindern beruhigend.

Eigenschaften in der Duftlampe

erwärmend
entspannend
krampfstillend   bei nervösen Verspannungen

Während Dill in der Volksheilkunde als bedeutende Heilpflanze geschätzt wird, spielt das Dillöl in der Aromatherapie nur eine äußerst untergeordnete Rolle. Neben seiner erwärmenden, leicht beruhigenden Eigenschaft sind seine Wirkungen in der Duftlampe so subtil, daß sie in der Regel als kaum wahrnehmbar empfunden werden.

Weitere Anwendungsbeispiele

äußerlich: Aus dem grünen Dillkraut kann ein Absut für Sitzbäder gekocht werden, das bei Magen-Darmkoliken und Gebärmutterschmerzen eine schnelle Linderung herbeiführt.

innerlich: bedeutendste Anwendung als Teeaufguß der getrockneten, zerstoßenen Samen (1 Teelöffel Dillsamen für 1 Tasse Aufguß) zur Steigerung der Milchbildung, bei schmerzhaften Magenbeschwerden, Schluckauf, Erbrechen und Blähungen. Dillsamen ergeben besonders in Kombination mit Anis, Kamille und Hopfen einen vorzüglichen Beruhigungstee, der auch bei Schlaflosigkeit seine Wirkung zeigt.

in der Küche: der frische Dill eignet sich besonders für pikante Kräuterdips und -dressings, für Gemüsegerichte und Getreidebratlinge.

Eisenkraut

Verbena officinalis

Familie
Verbenaceae – Familie der Eisenkrautgewächse
Standort
Europa
Essenz
Wasserdampfdestillation aus den
Blättern
Hauptwirkstoff
Citral
Ölgehalt
unter 1%
Charakteristika
herzstärkend, krampflösend, erfrischend

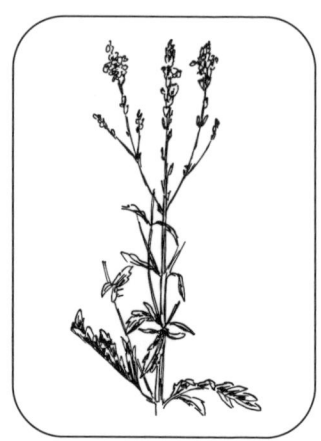

Das Echte Eisenkraut ist in unseren Breitengraden auch heute noch wildwachsend an alten Mauern, Wegrändern und Hecken anzutreffen. Früher wurden ihm magische Kräfte zugesagt und ein aus Eisenkraut gewonnenes Destillat zum Reinigen der Altäre bei religiösen Kulthandlungen verwendet.

Pflanzenaufbau

Das leicht balsamisch, würzig duftende Eisenkraut ist eine 40–100 cm hoch werdende Staude mit aufrechten Stengeln, die spärlich mit lanzettförmigen, mittelgrünen Blättern besetzt sind. Von Juli bis August treten an den zu dichten Scheinähren vereinigten Triebspitzen zarte, weiße bis bläulich-purpurne oder auch lebhaft blaue Blüten hervor.

Wirkungsweise

Neben seiner herzstärkenden, krampflösenden Eigenschaft wirkt Eisenkraut auch milchbildend, wundheilend und stimulierend. Es regt die Magensäfte an und fördert die Verdauung.

Eigenschaften in der Duftlampe

anregend	bei allgemeiner Unlust,
erfrischend	Abgespanntheit,
motivierend	Desinteresse
krampflösend	bei Verdauungsstörungen,
beruhigend	Verspannungen

Der leicht balsamische, etwas an Zitrone und Limette erinnernde Duft des Eisenkrautes schafft eine wohltuende Atmosphäre, in der es leichtfällt, zur Ruhe zu kommen und neue Lebensenergie zu tanken, die dann häufig gleich wieder umgesetzt werden will. Es bietet sich vor allem für Menschen an, die oft unter Lustlosigkeit, mangelnder Kreativität und Einfallsgabe leiden. Eisenkraut eignet sich auch für alle, die immer dahin tendieren, sich selbst im Wege zu stehen.

Weitere Anwendungsbeispiele

äußerlich: in Form von Salbe oder Massageöl für erfrischende Massagen.

innerlich: als Teeaufguß (1 Teelöffel getrocknetes Kraut auf 1 Tasse Aufguß) 2–3 x täglich bei Verdauungsbeschwerden, zur Stärkung des Herzens sowie zur Anregung der Milchbildung.

Hinweis: Während der Schwangerschaft sollte Eisenkraut weder eingenommen noch in der Duftlampe verwendet werden! Hautempfindliche Menschen sollten Eisenkraut-Massageöl meiden.

Elemi

Canarium luzonicum

Familie
Burserceae – Familie der Balsamgewächse
Standort
Südostasien
Essenz
Extraktion des Resinoids /
Wasserdampfdestillation des Harzes
Hauptwirkstoffe
Elemicin, Limonen, Terpene
Ölgehalt
etwa 20%
Charakteristika
harmonisierend, schleimlösend,
entzündungshemmend

Elemi ist die Bezeichnung für das Harz, das aus vorwiegend in Südostasien vorkommenden Balsambaumgewächsen gewonnen wird. Es zählt zu den Exoten unter Duftölen und ist nicht überall erhältlich.

Eigenschaften in der Duftlampe

harmonisierend   bei Unausgeglichenheit,
aufbauend   Zerstreuung,
inspirierend   zur inneren Sammlung

Elemi verströmt einen würzig frischen Duft mit einer archetypischen Komponente, die Assoziationen an feuchte, vermooste Urwaldpfade aufkommen läßt. Es bietet sich an für Meditationen, spirituelle Sitzungen und Astralreisen.

Weitere Anwendungsbeispiele

äußerlich: in Verdünnung zur Wundheilung und beschleunigten Narbenbildung.

Estragon

Artemisia draculunsus

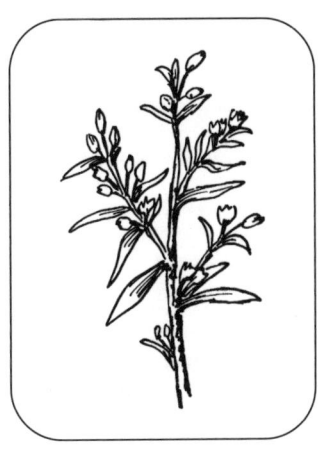

Familie
Asteraceae – Familie der Korbblütler
Standort
Süd- und Mitteleuropa
Essenz
Wasserdampfdestillation aus dem ganzen Kraut
Hauptwirkstoff
Estragol
Ölgehalt
unter 1%
Charakteristika
anregend, magenstärkend, verdauungsfördernd

Estragon zählt zu jenen erlesenen, klassischen Kräutern, die besonders durch die *Nouvelle cuisine* derzeit eine Art Renaissance erleben. Aufgrund seines vorzüglichen Aromas ist er unerläßlicher Bestandteil von *fine-herbes*-Mischungen, Salatdressings, Estragonessig sowie des bekannten Estragon-Senfs.

Pflanzenaufbau
Estragon ist eine fast kahle, bis 1,20 m hoch werdende Staude mit zahlreichen verzweigten Stengeln, die mit lanzettförmigen Blättern besetzt sind.

Wirkungsweise
Estragon enthält das ätherische Öl *Oleum Dracunculi,* das einen positiven Einfluß auf das neurovegetative Nervensystem hat. Aufgrund seiner krampflösenden Eigenschaft wird Estragon in der Volksheilkunde als verdauungsanregendes und magenstärkendes Heilmittel empfohlen, das auch bei Katarrh und Stoffwechselerkrankungen angezeigt ist. Das aromatisch würzige Estragonöl würde in der Duftlampe unwillkürlich Assoziationen zu pikanten Rohkost-Salaten und feinen Kräuterdressings wecken, weshalb es als Duftöl nicht empfehlenswert ist.

Eukalyptus

Eukalyptus globulus

Familie
Myrtaceae – Familie der Myrtengewächse
Standort
Mittelmeergebiet, Indien, Südamerika
Essenz
Wasserdampfdestillation aus den Blättern und Ästen
Hauptwirkstoff
Eukalyptol
Ölgehalt
etwa 2%
Charakteristika
antiseptisch, hustenstillend, anregend

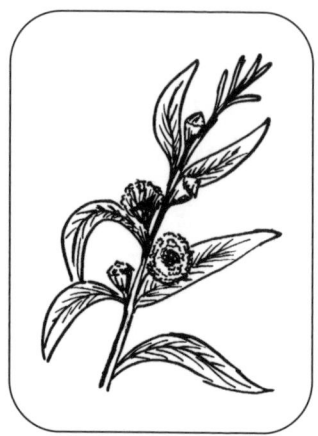

Das Ursprungsland des weit über 100 m hoch werdenden Eukalyptusbaumes ist Australien. Obwohl er der höchste Laubbaum der Erde ist, liegt seine wirkliche Größe in seiner einzigartigen Nützlichkeit, der sich die Spanier schon zu Kolonialzeiten bedienten, um in tropischen Ländern die von Malaria geplagten Sumpfgebiete trockenzulegen. Der Eukalyptusbaum benötigt für seinen schnellen Wuchs extrem viel Wasser. Darüberhinaus eignet er sich für die Gewinnung von Honig, liefert Harz und dient als Brennholz.

Pflanzenaufbau

Insgesamt über 500 verschiedene Arten mit einer Höhe bis zu 150 m, zähe, blaugrüne und aromatisch duftende Blätter; hartes Holz.

Wirkungsweise

Das Hauptcharakteristikum des Eukalyptus ist seine keimtötende, entzündungshemmende Wirkung auf die Atemwege. Er wird deshalb überwiegend zur Inhalation oder als schleimlösender Tee bei Husten, Heiserkeit und Erkältung verschrieben. Ferner wirkt er fiebersenkend und gilt als Antirheumatikum.

Eigenschaften in der Duftlampe

anregend	bei Lethargie,
krampflösend	Übererregbarkeit
hustenstillend	bei bei Erkältung, Husten,
schleimlösend	Entzündungen der Atemwege

Da viele Medikamente Eukalyptus enthalten, werden mit dem Duft des Eukalyptusöls unwillkürlich Medizin und Sterilität assoziiert. In der Duftlampe wirkt Eukalyptus besonders positiv auf die Atemwege und eignet sich sowohl bei Husten, Erkältung und Stirnhöhlenentzündung als auch bei Asthma und Bronchitis. Durch das Einatmen werden die roten Blutkörperchen aktiviert, wodurch in der Lunge mehr Sauerstoff absorbiert werden kann und die einzelnen Körperzellen besser mit Sauerstoff versorgt werden.
Bei Trägheit und Lustlosigkeit wirkt Eukalyptus belebend und motivierend. Es steigert die Konzentrationsfähigkeit und eignet sich daher auch als unterstützender Duft während der geistigen Arbeit.
Eukalyptus kann gut mit Lavendel, Melisse oder Zitrone gemischt werden.

Weitere Anwendungsbeispiele

äußerlich: Versprüht wirkt Eukalyptus stark keimtötend und desinfizierend. Die Emulsion einer 2% Eukalyptus-Essenz tötet bis zu 70% der im Raum schwebenden Staphylokokken.

innerlich: Teeaufguß der getrockneten Blätter oder 1–2 Tropfen Öl auf 1 Teelöffel Honig in 1 Tasse warmem Wasser gelöst als hustenstillendes, krampf- und schleimlösendes Mittel bei Entzündungen der Atemwege.

Fenchel

Foeniculum vulgare

Familie
Umbelliferae – Familie der Doldenblütler
Standort
Mittelmeergebiet
Essenz
Wasserdampfdestillation aus den Samen
Hauptwirkstoffe
Terpene, Anethol, Fenchol
Ölgehalt
etwa 5%
Charakteristika
erwärmend, krampflösend, milchbildend

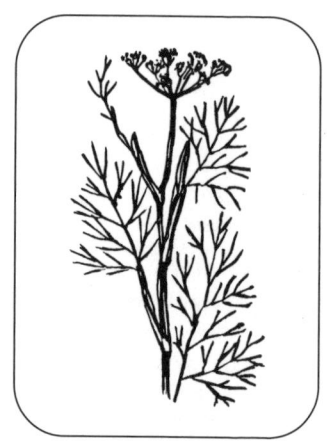

Fenchel ist eine an den Mittelmeerküsten beheimatete anmutige Staude, die mittlerweile in ganz Europa kultiviert wird und bei uns gelegentlich auch wild vorkommt.
Schon die Römer kannten die außergewöhnliche Wirksamkeit dieser Pflanze und benutzten sie als Heilmittel für die verschiedensten Leiden.

Pflanzenaufbau

Fenchel hat eine zweijährige Wurzel, aus der ein glatter, feingestreifter Stengel emportreibt, der bis zu 2 m hoch wird. Die bläulich-grünen Blätter sind doppelt gefiedert, die Blättchen fadendünn. Die großen, goldgelben Blütendolden entwickeln kleine, länglich gerippte Früchte.

Wirkungsweise

Neben Anis und Kümmel zählt Fenchel zu den Samen mit der besten erwärmenden Wirkung. Fenchel wirkt blähungstreibend, krampf- und schleimlösend bei Husten, Heiserkeit und Halsbeschwerden und dient als Bestandteil in antirheumatischen Salben. Mit Honig gesüßter Fencheltee ist ein altbewährtes Heilmittel bei Keuchhusten und Bronchitis.

Eigenschaften in der Duftlampe

erwärmend	bei Gefühlen der Verlassenheit,
stärkend	innerer Schwäche, Nervosität,
ermutigend	mangelndem Selbstbewußtsein
schleim- und	bei Entzündungen der oberen
krampflösend	Atemwege

Das angenehm süßlich duftende Fenchelöl verbreitet in der Duftlampe eine Atmosphäre der Geborgenheit, die nicht nur überstrapazierte Nerven beruhigt, sondern auch vor innerer Kälte erstarrte Gemüter zum Auftauen bringt und das geschwächte Selbstbewußtsein stärkt. Besonders hervorzuheben ist auch die äußerst positive Wirkung auf die Atemwege. So wirkt Fenchelöl bei Husten, Heiserkeit, Erkältung und Bronchitis krampf- und schleimlösend.
Fenchel mischt sich u. a. gut mit Anis, Melisse, Minze und Rose.

Weitere Anwendungsbeispiele

äußerlich: als Kompresse aus zerstoßenen Samen und Blättern (wie Teeaufguß jedoch zähflüssig) bei Schwellungen, insbesondere bei geschwollenen Brüsten, die durch Stauungen des Milchflusses bedingt sind.

innerlich: als Teeaufguß der zerstoßenen Samen (1 Teelöffel Samen auf 1 Tasse Aufguß) bei Blähungen, Verdauungsstörungen, Magen-Darmbeschwerden, Übelkeit und Brechreiz sowie zur Förderung der Menstruation. Statt der zerstoßenen Samen kann auch das reine ätherische Öl verdünnt eingenommen werden: 1–2 Tropfen auf 1 Teelöffel Honig in 1 Tasse warmem Wasser gelöst 2–3 x täglich.

Fichtennadel

Picea abies

Familie
Nadelhölzer
Standort
Mittel- und Nordeuropa, Nordamerika,
UdSSR
Essenz
Wasserdampfdestillation aus den Nadeln
(und Zapfen)
Hauptwirkstoffe
Bornylacetat, Pinen, Limonen
Ölgehalt
unter 1%
Charakteristika
anregend, kräftigend, schweißtreibend

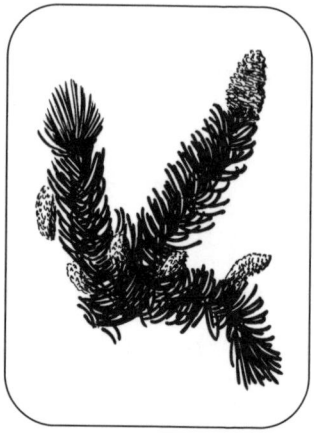

Die Fichte ist besonders in den Wäldern Nord- und Mitteleuropas stark verbreitet. Der angenehm würzige Duft des Splintholzes und der Zapfen strömt einem schon bei ausgedehnten Waldspaziergängen entgegen.

Pflanzenaufbau

Die Fichte ist ein immergrüner, pyramidal wachsender Nadelbaum. Der Stamm ist von einer schuppigen, rotbraunen Rinde überzogen. Die Äste stehen waagerecht vom Stamm ab, die Zweige sind ringsum mit Nadeln besetzt. Die Fichte ist einhäusig, und die weiblichen Blüten entwickeln sich zu walzenförmigen, hängenden Zapfen.

Wirkungsweise

Die jungen Fichtensprossen sind ebenso wie das Harz und die Nadeln ein altbewährtes Heilmittel bei Bronchitis. In alten Kräuterbüchern werden Fichtennadeln und -sprossen auch als Badezusatz bei rheumatischen Schmerzen, Gicht und Durchblutungsstörungen empfohlen.

Eigenschaften in der Duftlampe

anregend	bei allgemeinen Schwäche-
belebend	zuständen, Lustlosigkeit
entzündungshemmend	bei Schnupfen, Bronchitis,
energiespendend	Grippe

Fichtennadelöl verbreitet in der Duftlampe eine angenehme belebende Atmosphäre, die sich besonders bei Erschöpfung und geschwächter innerer Verfassung positiv auswirkt. Es hat auch eine leicht aphrodisierende Wirkung, die Mut macht und frische Lebenskraft verströmt. Fichtennadelöl paßt u. a. gut zu Eukalyptus, Lavendel und Thymian.

Weitere Anwendungsbeispiele

äußerlich: zur Inhalation (2 Tropfen Fichtennadelöl, 2 Tropfen Thymianöl, 3 Tropfen Eukalyptusöl auf 1 Eßlöffel Honig gelöst auf 1 Schale kochendes Wasser) bei grippalen Infekten, Bronchitis und Stirnhöhlenvereiterung.

Diese Mischung kann ebenfalls als durchblutungsfördernder und belebender Badezusatz verwendet werden, die sich auch besonders bei rheumatischen Erkrankungen, Gicht und Muskelverhärtungen anbietet. Hierfür kann das Öl auch in Milch gelöst werden.

Fichtennadelöl als Badeextrakt bewirkt durch die bessere Durchblutung des Gesamtorganismus auch eine Stoffwechselförderung und Leistungssteigerung.

innerlich: Aus den im Frühjahr frisch gesammelten Fichtenknospen, Triebspitzen und jungen Nadeln wird der bekannte *Tannenwipferltee* zubereitet. Hierfür werden 1–2 Teelöffel voll dieser Knospen und Triebe für 1 Tasse Aufguß benötigt. Das Wasser sollte heiß, aber nicht mehr kochend sein. Zum Süßen nur Honig verwenden. Dieser Tee gilt nicht nur als vorzügliches Heilmittel bei Husten, Heiserkeit und Verschleimung, sondern ebenso bei Blasenkatarrh. Aufgrund seines hohen Vitamin-C-Gehalts wird er auch mit Erfolg bei Frühjahrsmüdigkeit eingesetzt.

Galbanum

Ferula galbanifera

Familie
Umbelliferae – Familie der Doldenblütler
Standort
Syrien, Türkei, Irak, Iran
Essenz
Extraktion des Resinoids und
anschließende Wasserdampfdestillation
Hauptwirkstoffe
Galbansäure, Pinen
Ölgehalt
etwa 10%
Charakteristika
beruhigend, harmonisierend

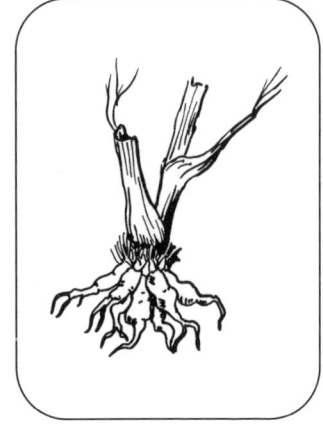

Die Galbanum-Essenz wird aus dem Harz einer Fenchelart gewonnen. Dabei werden die Wurzeln angeschnitten und aus dem Harz ein Resinoid extrahiert, aus dem dann durch Wasserdampfdestillation das balsamartige ätherische Öl gewonnen wird.

Eigenschaften in der Duftlampe

beruhigend   bei allgemeinen Streßsymptomen,
harmonisierend   Ärger, Verbitterung

krampflösend   bei Verspannungen, die durch Angst
entzündungshemmend   und Nervosität bedingt sind

Das angenehm würzig duftende Galbanumöl ist ein hervorragendes Anti-Streß-Mittel, das bei allen streßbedingten Verspannungen, bei Ärger, innerer Verbitterung und Verhärtung schnell Erleichterung verschafft.

Weitere Anwendungsbeispiele

äußerlich: Aufgrund ihrer entzündungshemmenden Eigenschaft wird die Galbanum-Essenz u. a. bei Drüsenschwellungen, Akne und Furunkeln empfohlen. Darüberhinaus ist sie menstruationsfördernd und wirkt positiv auf die weiblichen Unterleibsorgane.

Geranie

Pelargonium odorantissimum

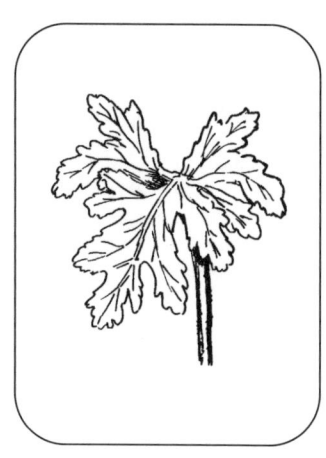

Familie
Geraniaceae – Familie der Storchenschnabel-
gewächse
Standort
Afrika, Reunion, Madagaskar, UdSSR
Essenz
Wasserdampfdestillation aus dem ganzen
Kraut
Hauptwirkstoffe
Geraniol, Citronellol, Linalool
Ölgehalt
unter 1%
Charakteristika
stärkend, stimulierend

Unter dem Begriff Geranium werden eine Vielzahl verschiedener Pelargonienarten zusammengefaßt, die im einzelnen selbst von fachkundigen Botanikern kaum noch differenziert werden können. Die Essenz hat daher auch ein relativ breites Duftspektrum, das von zitrusfrisch bis balsamisch-blumig reicht.

Eigenschaften in der Duftlampe

stimulierend	bei Unzufriedenheit, Unlust,
ermunternd	Depressionen und Lethargie
stärkend	bei allgemeiner Körperschwäche,
entzündungshemmend	Erkältungskrankheiten

Das angenehm frisch duftende Geranienöl bietet sich vor allem bei starken Gefühlsbelastungen und Unausgeglichenheit an, die meist mit einer allgemeinen Körperschwäche und Energielosigkeit einhergehen. Geranie eignet sich auch hervorragend zum Vertreiben aufdringlicher Insekten. Es mischt sich gut mit Zitrusölen, Rose und Basilikum.

Weitere Anwendungsbeispiele

äußerlich: in 2%iger Verdünnung (mit destilliertem Wasser) zur Wundbehandlung bei schlecht heilenden Wunden und Geschwüren aller Art.

Hopfen

Humulus lupulus

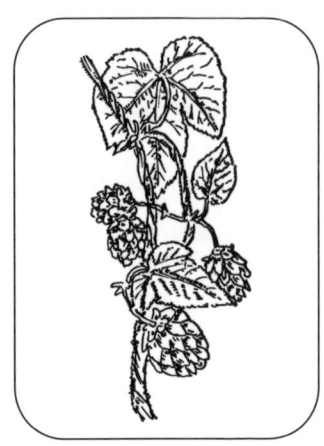

Familie
Moraceae – Familie der Maulbeergewächse
Standort
Mitteleuropa
Essenz
Wasserdampfdestillation aus den
Blütendolden
Hauptwirkstoffe
Caryophyllen, Linalool
Ölgehalt
etwa 1%
Charakteristika
stark beruhigend, schlaffördernd

Hopfen wird zwar weitestgehend kultiviert, wächst aber in feuchten
Hecken, Auwäldern und an Flußufern auch wild. Angebaut werden
hingegen nur die weiblichen Pflanzen, die an warmen Standorten an
Stangen gezogen werden.

Pflanzenaufbau

Hopfen hat einen ausdauernden und weitverzweigten Wurzelstock.
Die Wildform schlingt sich an Büschen und Bäumen bis zu 7 m empor,
die Kulturform wird an eigens dafür eingerammten Holzstangen gezogen. Hopfen schlingt sich – im Gegensatz zu fast allen anderen Schling-
pflanzen – rechtswindend. Die gestielten Blätter sind 3- bis 5-lappig,
die weiblichen Pflanzen entwickeln eiförmige Fruchtzapfen.

Wirkungsweise

Hopfen wirkt stark beruhigend, entspannend und schlaffördernd. Er
bietet sich bei extremer Nervosität, Überreiztheit und sexueller Übererregbarkeit an. Sein starker, aromatischer Geruch kann aber in höheren Dosierungen sogar betäubend wirken! Hopfen sollte daher in der
Duftlampe äußerst sparsam und bewußt eingesetzt werden. Aus den
getrockneten Hopfenzapfen kann auch ein Teeaufguß bereitet werden
(1 Teelöffel Hopfenzapfen auf 1 Tasse Aufguß).

Hyazinthe

Hyacinthus orientalis

Familie
Familie der Liliengewächse
Standort
Mitteleuropa
Essenz
Extraktion mit Alkohol
Hauptwirkstoffe
Benzyl- und Zimtalkohol
Ölgehalt
unter 0,1%
Charakteristika
*harmonisierend, entspannend,
aphrodisierend*

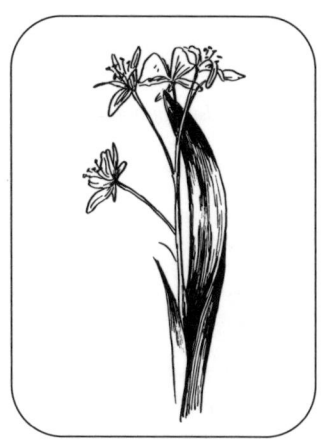

Hyazinthenöl zählt zu den kostbarsten Essenzen. Für 1 kg Öl werden über 5000 kg frische Blüten benötigt! Das entspricht etwa der gleichen Menge, die für 1 kg Rosenöl erforderlich ist.

Eigenschaften in der Duftlampe

entspannend	bei Nervosität,
stimulierend	geistiger Erschöpfung,
aufbauend	bei mangelndem sinnlichen
aphrodisierend	Empfinden und sexueller Unlust

Der süße, blumige, fast etwas schwere Duft des Hyazinthenöls wirkt bei nervösen Menschen zunächst entspannend und beruhigend. Mit dem sich ausbreitenden Duft entsteht allmählich eine stimulierende und aktivierende Atmosphäre, die u.a. auch *Eisblöcke* zum Schmelzen bringt und das sinnliche Empfinden steigert.

Weitere Anwendungsbeispiele

äußerlich: in Verdünnung mit fettem Öl für aphrodisierende Vollbäder und erotische Ganzkörper-Massagen.

Immortelle

Helichrysum angustifolium

Familie
Asteraceae – Familie der Korbblütler
Standort
östliches Mittelmeergebiet
Essenz
Extraktion mit Alkohol
Haupwirkstoff
Nerol
Ölgehalt
unter 1%
Charakteristika
*stimulierend, schleimlösend,
entzündungshemmend*

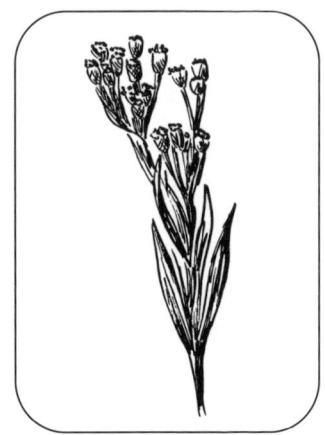

Immortelle heißt die kleine Blume, die fast im ganzen Mittelmeergebiet verbreitet ist und auch *Italienische Strohblume* genannt wird. Sie stellt an den Boden kaum Ansprüche und ist auf Geröllhalden, steinigen Berghängen und Straßenrändern fast überall zu finden.

Pflanzenaufbau

Die Immortelle ist eine mehrjährige Staude, die 40–50 cm hoch wird. Ihre lanzettförmigen Blätter sind meist behaart, die goldgelbe Blüte ist fast kugelförmig.

Wirkungsweise

Immortelle hat aufgrund ihrer schleimlösenden und entzündungshemmenden Eigenschaft nicht nur einen positiven Einfluß auf die Atemwege, sondern sie wirkt auch entkrampfend bei Magen-Darmentzündungen. Besonders hervorzuheben ist auch ihre geistig-seelische Wirkung, die sich vor allem Menschen zunutze machen können, die an Problemlösungen arbeiten, zu Nervosität neigen und nur schwer innere Ruhe erlangen können.

Eigenschaften in der Duftlampe

erdend	bei geistigen Höhenflügen,
anregend	bei Konfliktbewältigungen
entzündungshemmend	bei Husten, Erkältung und
schleimlösend	Heiserkeit

Immortelle hat einen kräuterartigen, würzigen Duft, der sehr erdend wirkt und besonders Menschen, die sich häufig in ihren Phantasien verlieren, auf den Boden der Realität zurückholt. Immortelle hat aber auch eine erwärmende und anregende Wirkung, die sich als unterstützender Duft bei der Bewältigung von Problemlösungen und beim Brainstorming anbietet.

Auf die Atemwege wirkt Immortelle schleimlösend, antibakteriell und entzündungshemmend, was vor allem bei Erkältungskrankheiten, Husten, Heiserkeit und Bronchitis deutlich spürbar wird.

Immortelle harmoniert gut mit Bergamotte, Orange, Zitrone und Zypresse.

Weitere Anwendungsbeispiele

äußerlich: durch Waschungen und Kompressen bei unreiner und entzündeter Haut; als Zusatz von Sonnenschutz- und Massage-Öl.

Einreibungen mit Immortelle-Massage-Öl steigern den Lymphfluß und fördern die Entgiftung über Leber und Niere.

Ingwer

Zingiber offincinale

Familie
Zingiberaceae – Familie der Ingwergewächse
Standort
Indien, China, Java
Essenz
*Wasserdampfdestillation aus den
Wurzeln*
Hauptwirkstoffe
Zingiberen, Zingiberol
Ölgehalt
etwa 2%
Charakteristika
erwärmend, verdauungsfördernd

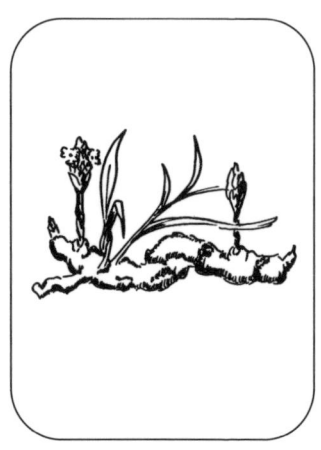

Ingwer ist in Asien, insbesondere in Indien, China und auf Java seit jeher nicht nur ein geschätztes Gewürz, sondern ein ebenso anerkanntes Heilmittel für die verschiedensten Krankheiten.

Pflanzenaufbau

Ingwer ist eine bis zu 2 m hoch werdende schilfähnliche Staude, die in den tropischen und subtropischen Klimazonen Asiens ausschließlich kultiviert wird. Wildformen des Ingwers sind nicht bekannt.

Wirkungsweise

Aufgrund seiner Scharfstoffe wie Gingerol wirkt Ingwer besonders auf die Sinneszellen im Körper, die auf Wärme reagieren, wodurch es über die Nervenbahnen zu einer erhöhten Speichel- und Magensaftproduktion kommt. Durch seine entzündungshemmende Kraft ist Ingwer bei allen Erkältungskrankheiten, Grippe und Rheuma angezeigt und bietet sich auch hervorragend zur Kranheitsvorbeugung an. Darüberhinaus wirkt er magenstärkend, appetitanregend und allgemein kräftigend.

Kaum wegzudenken ist Ingwer in der asiatischen Küche, in der er zu den bedeutendsten Gewürzen zählt. In unserer heimischen Küche wird er überwiegend zum Backen verwendet.

Eigenschaften in der Duftlampe

erwärmend	bei innerer Verhärtung,
aphrodisierend	Gefühllosigkeit
entzündungshemmend	bei Grippe, Erkältung
anregend	auf die Verdauungsorgane

Der Duft des Ingweröls wirkt nicht nur erwärmend und kräftigend, sondern er löst auch innere Spannungen und Verhärtungen. Er bringt *gefrorene* Gefühle zum Tauen und wirkt besonders bei Männern potenzsteigernd. In Afrika soll es einen Eingeborenenstamm geben, in dem sich Frauen aus Ingwerknollen Gürtel basteln, die sie immer umlegen, wenn sie die *eingeschlafene* Liebeskraft ihrer Männer wiedererwecken wollen.

Weitere Anwendungsbeispiele

äußerlich: Ingwer-Tinktur zum Einreiben bei rheumatischen Beschwerden und Muskelverspannungen; bei Mandelentzündung: 1–2 Tropfen Essenz auf 1 Teelöffel Honig in 1 Tasse lauwarmem Wasser gelöst; als Zusatz von aphrodisischen Massage-Ölen.

innerlich: in Verdünnung eingenommen (1–2 Tropfen Öl auf 1 Teelöffel Honig in 1 Tasse warmem Wasser gelöst, nach den Mahlzeiten) ist Ingwer ein ideales Mittel gegen Impotenz.

Ingwer ist ein wichtiger Bestandteil des indischen Tschai, eine Art Milchtee, der aus schwarzem Tee, Milch, Ingwer, Zimt und Cardamom zubereitet wird. Dieser Tee wirkt zur kalten Jahreszeit erwärmend und stimulierend, im Sommer dagegen erfrischend und belebend. In unseren Breitengraden ist Ingwer ein beliebter Zusatz von gesüßten Instant-Getränken wie zum Beispiel Ginger-Ale.

Iris

Iris florentina

Familie
Iridaceae – Familie der Schwertliliengewächse
Standort
Südeuropa, Indien, USA
Essenz
*Wasserdampfdestillation aus den
getrockneten Wurzeln*
Hauptwirkstoffe
Iridin, Myristinsäure, Naphtalin
Ölgehalt
etwa 0,1%
Charakteristika
erlösend, harmonisierend

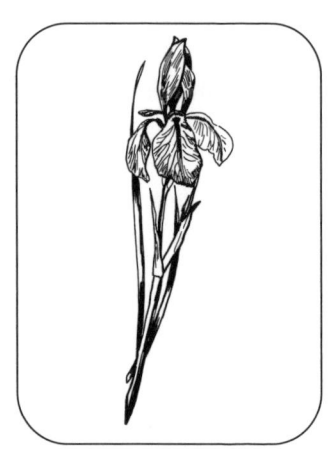

Den Indianern Nordamerikas war die Iriswurzel schon vor vielen Jahrhunderten als heilkräftige Pflanze bekannt. Sie galt als vorzügliches Mittel gegen Wassersucht. Gesammelt wurde hauptsächlich der Wurzelstock, der im Herbst ausgegraben, gereinigt und an luftiger, schattiger Stelle zum Trocknen aufgehängt wurde. Erst nach ein bis zwei Jahren, wenn er vollkommen durchgetrocknet war, wurde er zerkleinert und meist pulverfein vermahlen. Die pulverisierte Wurzel wurde dann sowohl als heilender Tee als auch für Kompressen verwendet.

Pflanzenaufbau

Die Schwertlilie hat einen walzigen, kriechenden Wurzelstock, aus dem die schwertförmigen, schmalen Blätter hervorsprießen. Der Blütenstengel wird etwa 1,50 m hoch und entfaltet 2–3 große Blüten. Von den 6 Blütenblättern sind die unteren blau und die oberen, etwas kleineren Blätter purpurviolett.

Wirkungsweise

Die Iriswurzel ist ein hervorragendes Mittel gegen Migräne und ebenso wirksam bei Magen-Darmentzündungen und mangelnder Funktion der Bauchspeicheldrüse.

Eigenschaften in der Duftlampe

erlösend	bei inneren Blockaden,
harmonisierend	Spannungen, Schwermut
inspirierend	beim kreativen Schaffen

Der blumig einhüllende Duft der Iris-Essenz wird oft als der *himmlische* Duft bezeichnet. Irisöl verströmt in der Tat eine unvergleichbar befreiende und erlösende Schwingung, welche die härtesten Blockaden und Verspannungen wie Butter schmelzen läßt. Die Schwermut verfliegt, und ein von Liebe durchdrungenes Wonnegefühl strömt aus unserem Herzen.
Iris duftet auch gut mit Cassie, Jasmin, Orange, Neroli und Rose.

Weitere Anwendungsbeispiele

äußerlich: Iris ist ein edler Bestandteil vieler Parfummischungen. Irisöl ist reinigend und zugleich hautpflegend. Bei Geschwüren und Brandwunden werden die frisch gesammelten Blätter zerquetscht und aufgelegt.

innerlich: als Teeaufguß aus der getrockneten und pulverisierten Wurzel ($^1/_2$ Teelöffel auf 1 Tasse Kaltansatz, 6–8 Stunden ziehen lassen, dann abseihen und bei Bedarf den Tee etwas erwärmen) bei Magen-Darmentzündungen, Stirnhöhlenkatarrh und Migräne.

Jasmin

Jasminum officinale – Jasminum grandiflorum
Jasminum sambac

Familie
Oleaceae – Familie der Oleandergewächse
Standort
Indien, Ägypten, China, Mittelmeergebiet
Essenz
Extraktion mit Lösungsmittel
(meist Hexan)
Hauptwirkstoffe
Benzylalkohol, -acetat, Jasmon, Linalool
Ölgehalt
etwa 0,1%
Charakteristika
entspannend, aphrodisierend, stärkend

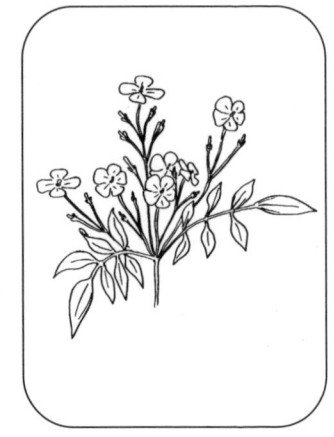

Jasmin ist das *Mondlicht im Hain* und die *Königin der Nacht* – zumindest für die Inder, die diese außergewöhnliche Pflanze am meisten schätzen. Doch auch in den anderen asiatischen Kulturen, vornehmlich in China und im arabischen Raum, wird der blühende Jasmin als lebendiges Symbol sinnlicher Liebe verehrt. Kein Wunder, denn der blumig süße, betörende Duft frischer Jasminblüten hat eine unwiderstehliche, fast magische Faszination.

Pflanzenaufbau

Jasmin ist eine Kletterpflanze von zierlichem Wuchs. Dennoch rankt sie nicht selten bis zu einer stolzen Höhe von 8 m empor. Da Jasmin eine äußerst kostbare und beliebte Essenz ist, die sehr viel in der Parfümindustrie verwendet wird, werden heute in vielen Mittelmeerländern, insbesondere im Marokko, Ägypten, aber auch in Frankreich und Italien, Jasminpflanzen speziell für die Ölgewinnung kultiviert.

Während das Jasminöl früher durch Enfleurage gewonnen wurde, erfolgt die Gewinnung heute durch Extraktion mit chemischen Lösungsmitteln. Zu den am häufigsten verwendeten Lösungsmitteln zählt das giftige Hexan, welches das kostbare Jasminöl aus den Blüten extrahiert und im nachhinein wieder abdestilliert wird. Durch dieses moderne Verfahren wird die Ausbeute erhöht und dem enorm gestie-

genen Bedarf Rechnung getragen. Der relativ hohe Preis von etwa 25,–
DM für ein Fläschchen Jasminöl (Inhalt 1 ml!) wird verständlich durch
die Tatsache, daß für 1 kg Öl (Preis ca. 18.000,– DM) etwa 1000 kg Jasminblüten benötigt werden.

Eigenschaften in der Duftlampe

entspannend	bei Verspannungen, die durch
harmonisierend	Angst und Depressionen bedingt sind,
aphrodisierend	bei Gefühllosigkeit und Unlust
krampflösend	bei Muskelverspannungen
stärkend	und allgemeiner Schwäche

Jasminduft ist allesdurchdringend. Er löst gleichwohl innere Barrieren
und körperliche Verspannungen und öffnet uns die Pforte zu der
geheimnisvollen Welt der Sinne. Er holt uns unmittelbar in die Gegen-
wart und macht uns empfänglich für einen berauschenden Liebeszauber.
Jasmin ist sowohl ein erwärmendes Antidepressivum als auch ein altbewährtes Aphrodisiakum, dessen sich schon die alten Hochkulturen
vor Jahrtausenden bedienten. Es hilft bei Depressionen, Frigidität und
Impotenz.

Weitere Anwendungsbeispiele

äußerlich: als Zusatz in aphrodisierenden Massage- und Bade-Ölen.
Jasmin-Massage-Öl bietet sich auch bei Rücken- und Gliederschmerzen sowie zur Geburtseinleitung an.

Kalmus

Acorus calamus

Familie
Araceae – Familie der Aronstabgewächse
Standort
Asien, Mitteleuropa, Amerika
Essenz
*Wasserdampfdestillation aus frischen
oder getrockneten Wurzeln*
Hauptwirkstoffe
Asaron, Pinen, Campher
Ölgehalt
etwa 2%
Charakteristika
magenstärkend, anregend, aufbauend

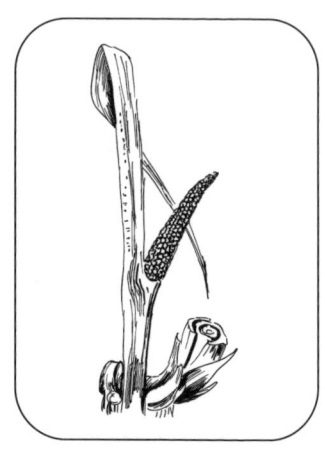

Kalmus zählt zu den ältesten Heilpflanzen. Erste Aufzeichnungen stammen aus einem chinesischen Kräuterbuch des Kaisers Shin-nong, etwa 3700 v. Chr. *Ch'ang-Pu,* der Lebensverlängerer wurde er genannt und als bestes Magenmittel gepriesen. Auch in religiösen Schriften anderer Kulturen wird die Kalmuswurzel immer wieder lobenswert erwähnt. Bei den Griechen und Römern diente sie als Opfergabe, und in der arabischen Welt wurde sie als Aphrodisiakum geschätzt.

Pflanzenaufbau

Kalmus hat einen ausdauernden, horizontal kriechenden Wurzelstock, der bevorzugt im feuchten Uferschlamm wächst. Aus der Wurzel sprießen breite, schwertförmige Blätter, die bis zu 1 m hoch werden. Aus dem dreikantigen Stengel sprießt in der Mitte ein etwa 6 cm langer, grüngelblicher Blütenkolben. Auch in unseren Breitengraden ist Kalmus an Ufern von Seen und Tümpeln anzutreffen. Die Wildform ist jedoch in Mitteleuropa eher die Ausnahme.

Wirkungsweise

Kalmus ist ein ideales Magenmittel, das sich nicht nur bei Magen-Darmkatarrh anbietet, sondern auch bei latenter Magenschwäche,

Appetitlosigkeit, verminderter Gallensekretion und Blutarmut. In der Volksheilkunde wird es als Mundwasser und Zahnpulver verwendet und neuerdings auch zahnärztlich empfohlen.

Eigenschaften in der Duftlampe

krampflösend	bei Verspannungen,
erwärmend	Nervosität und allgemeinen
aufbauend	Schwächezuständen
stärkend	bei Magen-Darmentzündungen
anregend	auf den Stoffwechsel

Kalmusöl verbreitet eine durchwärmende, krampflösende Atmosphäre, die Verspannungen löst, nervöse Geister beruhigt und bei Abgespanntheit und anderen Schwächezuständen aufbauend wirkt. Es wirkt stärkend auf den Magen-Darmtrakt und regt zudem den Stoffwechsel an. Kalmusöl zählt ohne Zweifel zu den Essenzen, die in der Duftlampe nicht allzuoft Verwendung finden. Obwohl die aromatisch würzige Kalmusessenz keineswegs schlecht riecht, gibt es noch andere Essenzen mit ähnlichen Eigenschaften, die angenehmer duften.

Weitere Anwendungsbeispiele

äußerlich: Der Absud der Kalmuswurzel kann als Shampoo benutzt werden, das den Haarboden kräftigt. Als Zusatz in Sitzbädern hat es eine menstruationsfördernde Wirkung. Die Essenz kann auch als Badezusatz verwendet werden. Für ein Vollbad 10–15 Tropfen auf Honig oder in Milch gelöst bei Erschöpfungszuständen, Nerven- und Kreislaufschwäche.

innerlich: Bei Magen-, Darm- und Nierenschwäche hilft ein Teeaufguß aus getrockneter, pulverisierter Kalmuswurzel und Wermut, hierfür 1 gehäuften Teelöffel auf 2 Tassen Aufguß. Diese beiden Tassen sollten schluckweise über den Tag verteilt werden.

Vorsicht: Bei Überdosierung können toxische Nebenwirkungen auftreten! Nicht bei Durchfall verwenden!

Kamille

Matricaria chamomilla

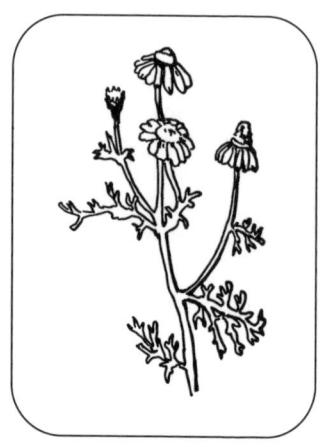

Familie
Asteraceae – Familie der Korbblütler
Standort
Mittel-, Ost- und Südeuropa
Essenz
*Wasserdampfdestillation aus Blüten
und Blättern*
Hauptwirkstoffe
Azulen, Flavon, Cumarin
Ölgehalt
unter 1%
Charakteristika
*entzündungshemmend, krampflösend,
wundheilend*

Kamille ist bei uns – neben dem Holunder – zweifellos die bekannteste und beliebteste Heilpflanze. Ihre Heilwirkung ist so vielfältig und ihre Anwendungsmöglichkeiten sind so zahlreich, daß diese allein ein Buch füllen könnten.

Pflanzenaufbau

Kamille ist einjährig und entwickelt einen Stengel, der je nach Art 20–50 cm hoch wird. Die Römische Kamille hat im Gegensatz zur Deutschen Kamille größere Blüten und einen buschigeren Wuchs, wird aber nur etwa 30 cm hoch. Kamille wächst an Weg- und Feldrändern und wird am häufigsten mit Gänseblümchen verwechselt. Während der Blütezeit von Juni bis August ist sie aber für den Laien aufgrund ihrer nach unten geschlagenen und nicht so zahlreichen Blütenblätter eindeutig von Gänseblümchen zu unterscheiden.

Wirkungsweise

Hierzu ist als erstes die entzündungshemmende Eigenschaft zu erwähnen. Ausschlaggebend für die entzündungswidrige Heilkraft der Kamille ist der Grad ihrer Blaufärbung, die durch den Kohlenwasserstoff *Azulen* bestimmt wird.

Je reichlicher das Azulen in der Pflanze enthalten ist, desto größer ist die entzündungshemmende Heilkraft, die besonders bei Entzündungen der Magen- und Darmschleimhaut, aber auch der Mundschleimhaut von großer Bedeutung ist. Darüberhinaus wirkt Kamille krampfstillend bei Darmreizungen, wundheilend bei Verletzungen und Verbrennungen sowie fiebersenkend und schweißtreibend.

Eigenschaften in der Duftlampe

entspannend	bei nervösen Verspannungen,
harmonisierend	Überempfindlichkeit, Mißmut
entzündungshemmend	bei Halsentzündungen

Der leicht süßliche, kräuterähnliche Duft der Kamillenessenz ist ein vorzügliches Mittel bei Mißmut, nervösen Verspannungen und extremen Gefühlsschwankungen. Wenngleich der Duft der Kamille auch eine leichte positive Wirkung bei Halsentzündungen hat, so wirkt sie in der Duftlampe überwiegend auf der psychischen und mentalen Ebene und hilft die alltäglichen Sorgen zu lösen. Ärger und Kummer werden nicht in sich *hineingefressen,* sondern im Frühstadium *bearbeitet* und transformiert. Dadurch entstehen keine unangenehmen Bauch- oder Rückenschmerzen, keine Migräne oder Nackenstechen. Stattdessen können wir der gegenwärtigen Herausforderung konfliktfrei und angemessen begegnen.

Weitere Anwendungsbeispiele

äußerlich: als wundheilende und entkrampfende Kompressen (5–7 Tropfen Essenz in Wasser gelöst) bei Verletzungen und Verbrennung; für Waschungen, Sitz- und Vollbäder sowie für krampfstillende Massagen.

innerlich: als heilender Kamillentee bei Magenkrämpfen, Darm- und Dickdarmentzündungen, bei Nieren-, Leber- und Galleleiden; als unterstützender Tee zu feuchtwarmen Umschlägen bei Blasenschmerzen und -krämpfen.

Kampfer

Camphora officinarum

Familie
Lauraceae – Familie der Lorbeergewächse
Standort
China, Japan
Essenz
*Wasserdampfdestillation aus dem Holz
und den Blättern*
Hauptwirkstoffe
Safrol, Campher, Pinen
Ölgehalt
etwa 5%
Charakteristika
*entzündungshemmend, kräftigend,
anregend*

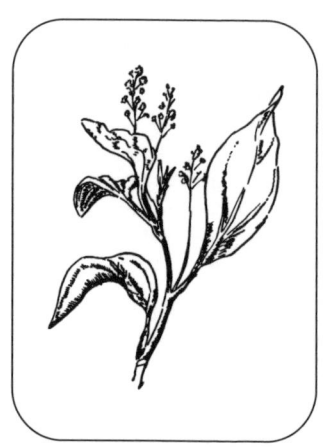

Der zu den Lorbeergewächsen zählende, stattliche Baum benötigt Jahrzehnte, bis sich der Wirkstoff Kampfer im Stamm, in den Ästen und Blättern gebildet hat. Die Bäume werden daher nicht vor ihrem fünfzigsten *Geburtstag* angerührt.

Pflanzenaufbau

Kampfer ist ein in Asien kultivierter, über 25 m hoch werdender Baum mit einem gewaltigen Stammdurchmesser von bis zu 3 m. Die Krone beginnt etwa bei 7 m. Die kleinen Blätter sind leicht gezackt, die in Büscheln wachsenden Blüten sind weiß, die sich daraus entwickelnden Beeren dunkelrot.

Wirkungsweise

Kampfer hat eine starke antiseptische und entzündungshemmende Eigenschaft, die besonders bei Erkältungskrankheiten, Bronchitis und Lungenentzündung schmerzlindernd, schleim- und krampflösend wirkt. Er wird auch mit Erfolg bei rheumatischen Beschwerden, Wadenkrämpfen, Muskelverspannungen und Verstauchungen eingesetzt. Er ist ebenso bei Angina pectoris angezeigt und ist das bevorzugte Mittel bei der Bekämpfung von Cholera.

Eigenschaften in der Duftlampe

anregend	bei allgemeinen Schwäche-
belebend	zuständen, Kraftlosigkeit und
erwärmend	Kältegefühlen
entzündungshemmend	bei Erkältungskrankheiten,
schleimlösend	Husten und Bronchitis

Der eigenartige, durchdringende und an Medizin erinnernde Geruch der Kampferessenz hat eine äußerst erwärmende und zugleich belebende Wirkung, die besonders bei allgemeinen Schwächezuständen, Abgespanntheit und Kraftlosigkeit positiv empfunden wird. Kampfer wirkt nervenstärkend bei innerer Unruhe und lindert hysterische Anfälle. Auf die Atemwege hat er eine entzündungshemmende, schleimlösende und auswurffördernde Wirkung.

Weitere Anwendungsbeispiele

äußerlich: in Salbenform bei Prellungen, Quetschungen, Verstauchungen, Wadenkrämpfen, Muskelverspannungen und rheumatischen Schmerzen.

innerlich: als Herzstimulanz und bei Nervenversagen 1 Tropfen Essenz auf 1 Teelöffel Honig in 1 Tasse Wasser gelöst, schluckweise trinken.

Vorsicht: In einzelnen Fällen kann es zu allergischen Reaktionen kommen. Überdosierungen können Krämpfe zur Folge haben! Personen mit einer Anlage zur Epilepsie sollten Kampfer meiden oder nur unter ärztlicher Aufsicht anwenden! Nicht geeignet für Kinder unter 6 Jahren!

Kiefer

Pinus silvestris

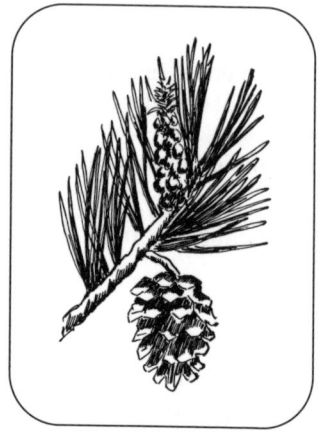

Familie
Pinaceae – Familie der Kieferngewächse
Standort
Europa
Essenz
Wasserdampfdestillation aus den frischen
Nadeln
Hauptwirkstoffe
Bornylacetat, Phelandren, Cadinen, Pinen
Ölgehalt
unter 1%
Charakteristika
entzündungshemmend, durchblutungsfördernd

Die verschiedenen Kiefernarten sind von der französischen Mittel-
meerküste bis hinauf nach Schottland und Norwegen fast überall
anzutreffen. Die Kiefer ist bereits seit über 5000 Jahren als Heilpflanze
bekannt. In China, wo sie ebenfalls seit Jahrtausenden zum Ausräu-
chern von Wohnräumen verwendet wird, gilt sie als Kultpflanze, die
durch ihren aromatischen Duft den Geist der Verstorbenen wieder
anlockt.

Pflanzenaufbau

Die Weiß-Kiefer hat eine Pfahlwurzel, die tief in die Erde eindringt. Ihr
Stamm, der in jungen Jahren noch eine rötliche Rinde hat, entwickelt
sich zu einer stattlichen Höhe von bis zu 30 m. Der Stamm wird dann
von einer graubraunen Borke überzogen. Die Äste breiten sich im
Laufe der Zeit schirmförmig aus. Die bis zu 6 cm langen Nadeln stehen
paarweise auf den Ästen. Aus den weiblichen Blüten bilden sich die
bekannten und beliebten dicken, braunen Zapfen.

Wirkungsweise

Die harzige, leicht balsamisch duftende Essenz ist der Hauptwirkstoff
der Kiefer. Sie besteht zu fast 50% aus Bornylacetat und hat eine stark

keimtötende, entzündungshemmende Wirkung auf den Brustraum. Kiefernöl eignet sich hervorragend bei Erkältungskrankheiten, Husten und Halsschmerzen. Es wirkt stimulierend auf den gesamten Kreislauf und lindert auch rheumatische Beschwerden.

Eigenschaften in der Duftlampe

anregend	bei allgemeinen Schwäche-
stärkend	zuständen, Kraftlosigkeit,
erfrischend	Erschöpfung
schleimlösend	bei Verschleimung und
auswurffördernd	Entzündungen des Brustraumes
entzündungshemmend	bei Erkältung, Husten, Heiserkeit

Kiefernnadelöl in der Duftlampe ist eine Wohltat für die Atemwege. Besonders nach anstrengender Arbeit wirkt es erfrischend und belebend. Es fördert die Durchblutung, regt den Kreislauf an und stärkt die körpereigenen Abwehrkräfte.
Bei Erkältungskrankheiten aller Art wirkt es auswurffördernd, schleim- und krampflösend sowie entzündungshemmend.
Kiefernnadelöl harmoniert gut mit Zitrone.

Weitere Anwendungsbeispiele

äußerlich: in Salbenform zum Einreiben bei Muskelschmerzen, Verspannungen, rheumatischen Beschwerden, Erkältungskrankheiten mit schmerzender Brust, Bronchitis, Husten und Schnupfen; als entspannendes, durchblutungsförderndes Vollbad: 12–15 Tropfen Kiefernnadelöl, in Honig oder Milch gelöst, auf eine Wanne.

innerlich: Frische Kiefernnadeln enthalten beträchtliche Mengen an Vitamin C. In der Volksheilkunde werden sie als wohltuender Tee bei Husten und Halsentzündungen empfohlen. Hierfür werden die möglichst frisch gesammelten Nadeln mehrmals zerschnitten, und im Verhältnis 1:10 wird mit Wasser ein Teeaufguß bereitet, der nach Belieben mit Honig gesüßt werden kann.

Knoblauch

Allium sativum

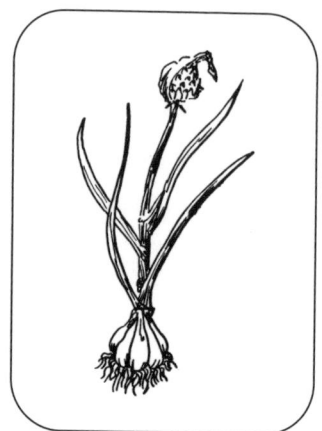

Familie
Liliaceae – Familie der Liliengewächse
Standort
aus Asien stammend, weltweit verbreitet
Essenz
Wasserdampfdestillation aus den
Knollen
Hauptwirkstoffe
Allicin, Alliinase, Nicotinamid
Ölgehalt
unter 1%
Charakteristika
anregend, stärkend, blutdrucksenkend

Schon beim Bau der ägyptischen Pyramiden stand der Knoblauch auf dem täglichen Speiseplan. Die Arbeiter erhielten pro Tag eine Zehe des stärkenden und vergötterten Wundermittels. Auch in anderen Kulturen werden dem Knoblauch seit jeher außergewöhnliche Heilkräfte zugeschrieben. In Deutschland hat er in den letzten Jahren zahlreiche Anhänger dazugewonnen. Doch trotz seiner kaum noch zu leugnenden Heilkräfte ist er aufgrund seines bekannten, nicht all zu beliebten Nachgeschmacks das Gewürz einer *unzivilisierten* Minderheit geblieben, während die Masse der *zivilisierten* Mitteleuropäer lieber Knoblauchkapseln schluckt.

Pflanzenaufbau
Knollige, ausdauernde Pflanze, die weltweit kultiviert wird.

Wirkungsweise
Knoblauch wirkt allgemein anregend, insbesondere jedoch auf Herz, Kreislauf und Verdauungsorgane. Zudem hat er eine magenstärkende und entzündungshemmende Eigenschaft auf Lunge und Darm. Er wirkt gefäßerweiternd, blutdrucksenkend und krampflösend.
Knoblauch ist in der kulinarischen Küche ein unverzichtbares Gewürz. Für die Duftlampe ist er jedoch nicht unbedingt zu empfehlen.

Koriander

Coriandrum sativum

Familie
Umbelliferae – Familie der Doldenblütler
Standort
Mittelmeerländer, UdSSR, China
Essenz
Wasserdampfdestillation aus den Samen
Hauptwirkstoffe
Borneol, Geraniol, Pinen, Cineol
Ölgehalt
etwa 1%
Charakteristika
magenstärkend, anregend, blähungstreibend

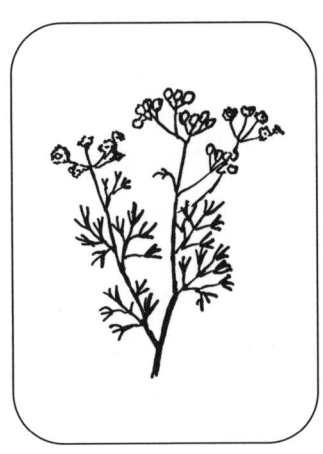

Die frischen zerriebenen Korianderblätter haben einen unangenehmen Geruch, der an Wanzen erinnert. Seinen Namen hat er von den alten Griechen erhalten, die ihn einfach *koris* (= Wanze) nannten. Auch bei uns ist Koriander heute noch in alten Kräuterbüchern unter Wanzenkraut zu finden.
So unangenehm die frischen Blätter auch riechen, die getrockneten Früchte sind von würzig aromatischem Duft.

Pflanzenaufbau

Koriander ist eine kleine Staude mit gefiederten Blättern, die bis zu 60 cm hoch wird. Zwischen Juni und August entfalten sich rosa gefärbte Blüten. Die Früchte enthalten das ätherische Öl *Oleum Cariandri*.

Wirkungsweise

In der Antike wurden ihm aphrodisische Eigenschaften zugeschrieben, die auf seine erwärmende Wirkung zurückzuführen sind. Äußerlich wird er hauptsächlich bei rheumatischen Beschwerden und Gelenkschmerzen eingesetzt. Koriander wirkt blähungstreibend, anregend und magenstärkend. Nicht zuletzt ist er ein ideales Küchengewürz, das sich hervorragend zum Würzen von Broten eignet.

Lavendel

Lavandula officinalis

Familie
Labiatae – Familie der Lippenblütler
Standort
Mittelmeergebiet
Essenz
Wasserdampfdestillation aus dem ganzen Kraut
Hauptwirkstoffe
Linalylacetat, Herniarin, Pinen, Cumarin
Ölgehalt
etwa 1%
Charakteristika
krampflösend, schmerzlindernd, belebend

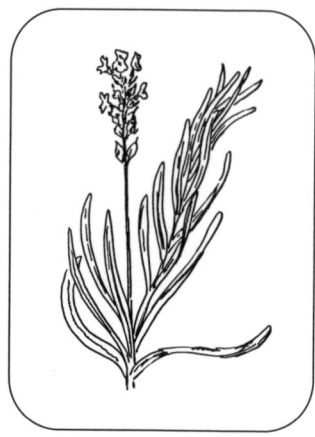

Wer einmal im Spätsommer im Süden Frankreichs die Haute Provence durchquerte und sich die Ruhe gönnte, eine Weile durch die anmutigen Berghänge zu streifen, dem wird der zart blumige Duft unzähliger frischer Lavendelblüten noch heute in Erinnerung sein.

Pflanzenaufbau

Lavendel ist ein kleiner, ausdauernder Halbstrauch, der 20–60 cm hoch wird und einen verholzten Wurzelstock entwickelt. Die graugrünen Blätter sind lanzettförmig und mehr oder weniger wollig behaart. Die kleinen, duftenden Blüten sind von lebhaft blauer Färbung.

Wirkungsweise

Die Anwendungsweise von Lavendel ist äußerst vielfältig. Seine Haupteigenschaften sind krampflösend und entzündungshemmend bei Grippe, Erkältung und Bronchitis. Bei Herzklopfen, nervösen Herzbeschwerden und Schlaflosigkeit wirkt er beruhigend und wohltuend. Er regt die Verdauungssäfte an und wirkt schmerzlindernd bei Insektenstichen, Verbrennungen und Verletzungen.

Eigenschaften in der Duftlampe

ausgleichend	bei allen extremen Gemütszustän-
entspannend	den, nervösen Verspannungen
belebend	bei Schwermut und Depression
reinigend	zur inneren Leuterung
entzündungshemmend	bei Halsentzündung, Bronchitis,
aufbauend	Grippe und Erkältung
krampflösend	bei Kopfschmerzen

Lavendel zählt zu den Heilpflanzen mit dem breitesten Wirkungsgrad. Seine Haupteigenschaft ist ausgleichend, das heißt, er bewirkt jeweils das, was uns fehlt. Wenn wir gestreßt sind, wird er uns beruhigen, sind wir dagegen depressiv, melancholisch und mit Sorgen beladen, wird er uns beleben, erfrischen und aufbauen. Das angenehm leicht und blumig duftende Lavendelöl weist uns stets zu unserer Mitte und weckt in uns Assoziationen zu den duftenden Berghängen, die Klarheit, Reinheit und Anmut symbolisieren.

Lavendel harmoniert gut mit Bergamotte, Geranie, Kiefer, Neroli und Rose.

Weitere Anwendungsbeispiele

äußerlich: bei schlecht heilenden, entzündeten Wunden, Verletzungen und Verbrennungen; als Zusatz in nervenberuhigenden, krampfstillenden Bädern (12–15 Tropfen Lavendel-Essenz in etwas Milch gelöst auf ein Vollbad); als Zusatz in entspannenden Massageölen; Lavendel-Wasser eignet sich hervorragend zur Hautpflege. Es wirkt regenerierend und durchblutungsfördernd.

innerlich: Die häufigste und geläufigste innere Anwendung ist der Teeaufguß aus den getrockneten Blüten. Hierfür werden 1 gehäufter Teelöffel auf 1 Tasse Aufguß genommen. Statt des Tees können auch 2–3 Tropfen Lavendel-Essenz auf 1 Teelöffel Honig gelöst eingenommen werden. Beides wirkt krampflösend, nervenberuhigend und leicht belebend.

Nur 100% naturreines Lavendelöl verwenden.

Lemongras
Cymbopogon citratus

Familie
Graminaceae – Familie der Süßgräser
Standort
Indien, China, Afrika, Südamerika
Essenz
Wasserdampfdestillation aus dem Gras
Hauptwirkstoffe
Citral, Geraniol, Linalool, Limonen
Ölgehalt
etwa 3%
Charakteristika
erfrischend, entzündungshemmend,
stärkend

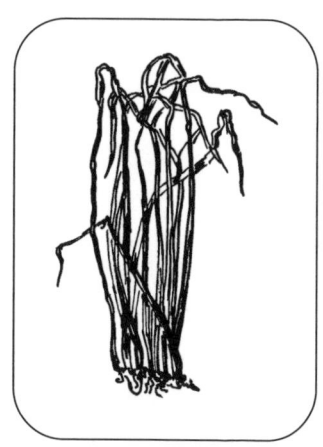

Lemongras gehört wie Citronellagras und Vetiver zu der Familie der Süßgräser, einer Reihe überwiegend in Asien wachsender aromatischer, tropischer Gräser. Es hat einen erfrischenden, zitronenartigen Duft und zählt zu den beliebtesten ätherischen Ölen.

Pflanzenaufbau

Lemongras hat einen schlanken Wuchs und wird etwa 50 cm hoch. Bereits sechs Monate nach der Pflanzung kann es das erste Mal geschnitten werden. Da es sehr schnell nachwächst, können bis zu vier Schnitte pro Jahr vorgenommen werden. Nach der Ernte wird es einige Tage zum Antrocknen liegen gelassen, wodurch die Ölausbeute bei der anschließenden Wasserdampfdestillation höher ist.

Wirkungsweise

In der Aromatherapie wird die Lemongras-Essenz als keimtötendes, entzündungshemmendes und harntreibendes Mittel bei Blasen- und Darmerkrankungen eingesetzt. Es wirkt auch verdauungsfördernd und hat eine anregende Wirkung auf das Lymphsystem.
Lemongras wird jedoch am häufigsten aufgrund seiner Wirkungsweise auf den geistig-seelischen Bereich angewendet. Der Duft scheint den Ausschlag zu geben für seine große Beliebtheit.

Eigenschaften in der Duftlampe

erfrischend	bei Müdigkeit,
belebend	Erschöpfung
ermunternd	und Niedergeschlagenheit
anregend	bei allgemeinen Schwächezuständen

Lemongras hat in der Duftlampe eine einfache, direkte und leicht spürbare Wirkung. Es ist nicht so subtil wie viele andere Essenzen, sondern wirkt einfach erfrischend, aufmunternd und stimmt optimistisch.

Von dieser Eigenschaft können nicht nur Morgenmuffel profitieren, sondern jeder, der durch die tägliche Arbeit, durch Streß oder Autofahren erschöpft und niedergeschlagen ist.

Lemongras harmoniert gut mit Eukalyptus, Geranie, Kiefer, Latschenkiefer und Lavendel.

Weitere Anwendungsbeispiele

äußerlich: als Zusatz in fettem Öl zur reinigenden und anregenden Hautpflege (nicht für Personen mit empfindlicher Haut geeignet!).

innerlich: Bei Verdauungsschwäche, Magendruck und Blähungen kann Lemongras auch eingenommen werden: 1–2 Tropfen Essenz auf 1 Teelöffel Honig in 1 Tasse Wasser gelöst, nach dem Essen.

Lemongras ist auch für die Industrie ein äußerst beliebter und billiger Duftstoff, der sich zum Aromatisieren für die unterschiedlichsten Produkte wie Seifen, Spülmittel und Hautpflegemittel eignet.

Darüber hinaus eignet es sich hervorragend zum Vertreiben aufdringlicher Insekten.

Limette

Citrus aurantifolia Swingle

Familie
Rutaceae – Familie der Rautengewächse
Standort
Mittelmeergebiet, Indien
Essenz
Kaltpressung der Schalen
Hauptwirkstoffe
Linalylacetat, Linalool, Citral, Limettin
Ölgehalt
etwa 1%
Charakteristika
entzündungshemmend, erfrischend

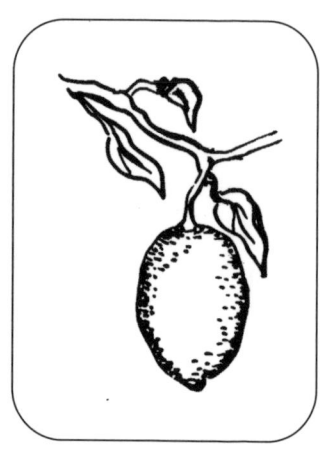

Die Limette-Essenz wird sowohl durch Kaltpressung der Schalen als auch durch Wasserdampfdestillation der gemahlenen Früchte gewonnen.

Eigenschaften in der Duftlampe

erfrischend	bei Trägheit, Lustlosigkeit,
aufheiternd	Trübsal, Sentimentalität
entzündungshemmend	auf die Atemwege
anregend	auf Magen und Verdauung

Limette in der Duftlampe sorgt für eine spritzige, prickelnde Stimmung, die alle Alltagssorgen hinwegfegt und uns über uns selbst lachen läßt. Aufgrund ihrer erfrischenden, aufheiternden Eigenschaft ist sie daher auch besonders für Menschen mit häufigen Depressionen geeignet.
Limette paßt gut zu Lemongras, Orange und Ylang Ylang.

Weitere Anwendungsbeispiele

Durch ihren frischen Duft ist Limette ein vielverwendeter Zusatz für Körperöle, Deos und Duschgels.

Magnolie ————————————

Annona odorata

Familie
der Anemonengewächse
Standort
Mittelamerika, Indien, Philippinen
Essenz
Alkohol-Extraktion
Hauptwirkstoffe
Linalool, Geraniol, Cardinen, Safrol
Ölgehalt
unter 1%
Charakteristika
entzündungshemmend, blutdrucksenkend,
herzstärkend

Die Magnolien-Essenz zählt zu den kostbarsten und teuersten ätherischen Ölen. Aufgrund dieser Tatsache (1 ml kostet über DM 60,–) ist es nur in wenigen Läden erhältlich.

Eigenschaften in der Duftlampe

beruhigend	bei nervösen Verspannungen,
entspannend	Überreiztheit, Streß
berauschend	auf die Sinne
dämpfend	auf Nerven, Blutdruck und Herz

Die Magnolien-Essenz verströmt einen faszinierenden, blumig süßen Duft, der berauschend wirken kann und einen in die schwindelnden Tiefen geöffneter Magnolienkelche fallen läßt. Diese Dufteigenschaft ist äußerst wohltuend und entspannend für Nerven, Blutdruck und Herz und kommt besonders Hitzköpfen sowie all jenen Menschen zugute, denen es schwer fällt, innere Ruhe zu finden.

Majoran

Origanum majorana

Familie
Labiatae – Familie der Lippenblütler
Standort
Mitteleuropa, Mittelmeergebiet, Indien
Essenz
Wasserdampfdestillation aus dem Kraut
Hauptwirkstoffe
Terpene, Pinen, Salinen, Origanol
Ölgehalt
etwa 1%
Charakteristika
erwärmend, krampflösend, verdauungs-
fördernd

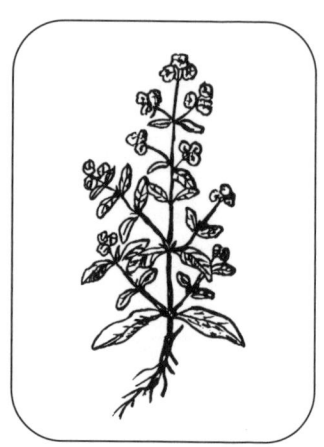

Majoran hat seinen Ursprung zwischen dem heutigen Iran und Irak. Von dort gelangte er nach Ägypten, wo er bereits seit über 3000 Jahren kultiviert wird. In der arabischen Medizin ist er aufgrund seiner vielseitigen Anwendungs- und Wirkungsweise schon immer als Heilpflanze geschätzt worden.

Pflanzenaufbau

Majoran ist eine 20–40 cm hoch werdende Pflanze mit kleinen, gestielten Blättern und zart roten oder weißen Blüten. Es gibt zwei Sorten, von denen der sogenannte *Sommermajoran* einjährig ist, der *Wintermajoran* hingegen ausdauernd. Die Pflanze hat einen herb würzigen Geruch.

Wirkungsweise

Das in unserem Volksmund auch als *Wurstkräutel* bekannte Majoran hat neben seiner Eigenschaft als würziges Küchenkraut eine ganze Reihe heilkräftiger Wirkungsweisen. Hierzu zählen insbesondere seine anregende Wirkung auf die Verdauungsorgane sowie seine allgemein erwärmende Eigenschaft. Er hat einen blähungstreibenden Effekt und wirkt schleim- und krampflösend bei Husten, Heiserkeit und Entzündungen im Mund- und Rachenbereich.

Eigenschaften in der Duftlampe

erwärmend	bei extremen Gefühlsäußerungen
entspannend	wie Angst, Trauer, Depressionen
beruhigend	und nervösen Spannungen
schleimlösend	bei Stirnhöhlenentzündung,
krampfstillend	Husten, Heiserkeit, Migräne
stimulierend	auf die Verdauungsorgane

Das würzig herbe Majoranöl zählt zweifellos zu den Essenzen, die nicht wegen ihres entzückenden Dufts in die Aromalampe gegeben werden, sondern vielmehr um eine ganz gezielte Wirkung zu erhalten. Majoran hat eine stark erwärmende Eigenschaft, die primär im geistig-seelischen Bereich spürbar wird und zwar immer dann, wenn extreme Gefühlsäußerungen beherrschend sind. Bei zusammenziehenden Gefühlen wie Angst, Verzweiflung und Trauer, die mit einer inneren Abkühlung verbunden sind, kann Majoran mit seiner durchwärmenden Kraft schnell Entspannung und Beruhigung herbeiführen. In der Duftlampe werden auch seine schleim- und krampflösenden Eigenschaften spürbar, besonders bei Stirnhöhlenentzündung, Husten und Heiserkeit. Darüber hinaus wirkt er auch bei Migräne krampfstillend und kann schnell Linderung herbeiführen.

Weitere Anwendungsbeispiele

äußerlich: verdünnt mit fettem Öl (Sonnenblumen- oder Olivenöl) ist Majoranöl ein altbewährtes Heilmittel bei rheumatischen Beschwerden, verhärteten Drüsen, Gliederschmerzen und Krampfadern. Bei Muskelverspannungen helfen Massagen mit Majoranöl.
Inhalaltionen mit Majoranöl wirken lindernd und heilungsfördernd bei Stirnhöhlenentzündungen, Schnupfen und Husten.
innerlich: Als wohltuender Tee bei übermäßigem Alkoholgenuß, Magenschmerzen und Brustverschleimung 1 Teelöffel getrocknetes Majorankraut auf 1 Tasse Aufguß, 1–2 x täglich.
Bei Überdosierung kann Majoran Benommenheit bewirken und sogar Kopfschmerzen auslösen!

Mandarine

Citrus madurensis

Familie
Rutaceae – Familie der Rautengewächse
Standort
Mittelmeergebiet, Südamerika
Essenz
Kaltpressung der Fruchtschalen
Hauptwirkstoffe
Limonen, Aldehyde
Ölgehalt
etwa 2%
Charakteristika
erfrischend, aufheiternd, aufbauend

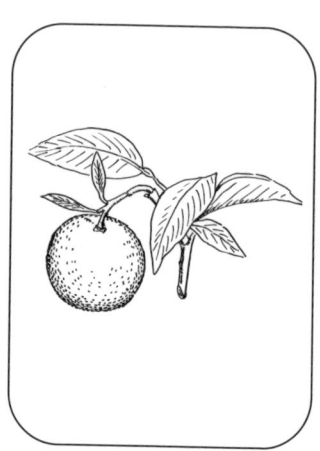

Mandarinenbäume lieben wie Orangen- und Zitronenbäume das mediterrane Klima mit seinen heißen Sommern und milden Wintern. Die Essenz wird durch Kaltpressung der äußeren Fruchtschalen gewonnen.

Eigenschaften in der Duftlampe

erfrischend	bei Trägheit, Trübsal,
aufheiternd	Lustlosigkeit
inspirierend	Einfallslosigkeit
aufbauend	zur Rekonvaleszenz

Die Mandarinen-Essenz hat einen frischen, fruchtig spritzigen Duft, der sehr aufheiternd wirkt und unternehmungslustig macht. Mandarine bietet sich daher immer dort an, wo Trübsal geblasen wird, Lustlosigkeit herrscht und sich tödliche Langeweile ausbreitet. Sie wirkt inspirierend beim kreativen Schaffen und aufbauend nach schweren, erschöpfenden Krankheiten.

Weitere Anwendungsbeispiele

äußerlich: als Zusatz für entspannende Massage-Öle und Bäder löst Mandarine sowohl verkrampfte Muskeln als auch innere Verspannungen und wirkt zugleich erfrischend und belebend.

Melisse

Melissa officinalis

Familie
Labiatae – Familie der Lippenblütler
Standort
Süd- und Mitteleuropa, Vorderasien
Essenz
Wasserdampfdestillation aus dem Kraut
Hauptwirkstoffe
Geraniol, Citral, Citronellal
Ölgehalt
unter 0,5%
Charakteristika
harmonisierend, blutdrucksenkend, stärkend, belebend

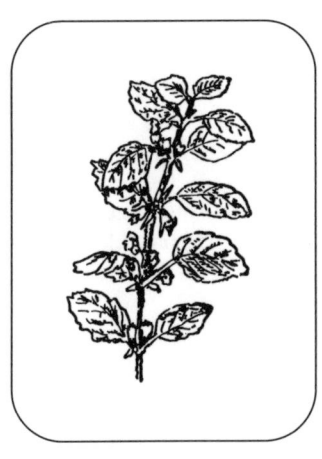

Kaum eine andere Pflanze ist so von Lobeshymnen umgeben wie die Melisse. Bereits die Volksnamen *Herzkraut, Darmgichtkraut* oder *Zahnwehkraut* lassen die unterschiedlichen Eigenschaften dieser Heilpflanze erkennen. Während die Heilwirkung der Melisse im alten Arabien schon vor 1000 Jahren bekannt war und als Medizin gegen dunkle Gedanken und Melancholie verwendet wurde, hat sie in Europa erst im 17. Jahrhundert ihren eigentlichen Aufstieg erfahren und zwar als sogenannter *Melissengeist* bzw. *Karmelitergeist,* der von dem Orden der *barfüßigen Karmeliter* 1611 in Paris als Geheimmittel eingeführt wurde. Die heutigen handelsüblichen Produkte mit gleichlautendem Namen haben allerdings wenig bzw. gar nichts mehr mit diesem Melissengeist gemeinsam. Da der ätherische Ölgehalt der Melisse extrem niedrig ist (unter 0,5%) und die Ausbeute entsprechend mager ausfällt, ist 100% reines Melissenöl (Preis ca. 50.000,– DM pro kg) kaum erhältlich, sondern nur mit Zitronell- oder Lemongras gestrecktes Melissenöl. Aufgrund ähnlicher Duft- und Inhaltstoffe ist dieses gestreckte Melissenöl von reinem Melissenöl selbst für die geschulte Nase des Experten kaum zu unterscheiden und auch analytisch nur äußerst schwierig nachweisbar.

Pflanzenaufbau

Melisse ist eine ausdauernde kleine Pflanze mit vierkantigem, stark verzweigten Stengel, die 40–60 cm hoch wird. Die Blätter sind eiförmig, gesägt und schwach behaart. Die Blüten sind weiß-gelb oder auch rein weiß und sitzen in den oberen Blattachseln. Die Blütezeit ist von Juni bis August. Melisse hat einen zitronenartigen, frischen Duft. Die Essenz wird durch Wasserdampfdestillation aus dem ganzen Kraut gewonnen.

Wirkungsweise

Melisse war bereits früher als bevorzugtes Mittel gegen Melancholie, Depression, Kummer und andere schwerwiegende Gefühlsregungen bekannt. Der eigenartig frische, zitronenähnliche Duft wirkt befreiend und verschafft Erleichterung, was sich auch auf die Nerven und andere Körperorgane auswirkt. Melisse ist *das* Mittel bei Kopfschmerzen, Migräne, Zahnschmerzen, Schlaflosigkeit infolge von Übermüdung sowie bei Schwindelgefühlen, die schwangere Frauen hin und wieder überfallen.

Melisse ist ein Tonikum für Herz und Nerven, Verdauungsorgane und Gebärmutter. Sie senkt den Blutdruck, verlangsamt den Herzschlag und wirkt dennoch stärkend und kräftigend. Melisse ist daher auch bei krampfartigen Herzbeschwerden, nervösen Herzklopfen und Herzschwäche angezeigt.

Ebenso positiv wie die Herzwirksamkeit ist der Einfluß der Melisse auf das Nervensystem, über welches ihre ausgleichende, blutdrucksenkende und krampflösende Eigenschaft wirksam wird. Mit Erfolg wird sie bei Nervenschwäche und Übererregbarkeit, die nicht selten panikartige Angstzustände nach sich ziehen, angewendet.

Die harmonisierende und krampflösende Wirkungsweise kommt jedoch auch den Verdauungsorganen zugute, indem die gestörte Magensaftproduktion wieder in ihren natürlichen Fluß gebracht wird. Melisse beseitigt dadurch nervöse Verdauungsstörungen und hilft bei Blähungen, Übelkeit und Erbrechen.

Eigenschaften in der Duftlampe

harmonisierend	bei Depressionen, Melancholie,
stärkend	Kummer, Traurigkeit
schützend	und Streß
belebend	bei Trübsal, Unlust
beruhigend	bei nervösen Verspannungen,
blutdrucksenkend	Bluthochdruck, Übererregbarkeit,
krampfstillend	Herzklopfen, Kopfschmerzen

Melissen-Essenz in der Duftlampe wird immer als angenehm und wohltuend empfunden. Sie verströmt einen Duft, der Vertrauen erweckt und der es leicht macht, loszulassen. In dieser geborgenen, schützenden Atmosphäre wird es möglich, sich aus dem Verstand zu lösen, alles Bedrückende hinter sich zu lassen und wieder die eigene Mitte zu spüren.

Weitere Anwendungsbeispiele

äußerlich: in Verdünnung mit fettem Öl als harmonisierendes Massage-Öl; als Zusatz für stärkende und belebende Kräuterbäder. Melissengeist ist ein altbewährtes Einreibungsmittel bei rheumatischen Beschwerden und Quetschungen. Feucht-nasse Umschläge sind bei Beulen, Geschwüren, Blutergüssen, Nervenentzündungen und Insektenstichen angezeigt. Dem gekauften Melissengeist ist ein Auszug vorzuziehen, der leicht selbst zubereitet werden kann: 5 Hände voll frisch gesammelter Melissenblätter (vor der Blüte, möglichst bei Sonnenschein um die Mittagszeit ernten) in 1 Liter Alkohol (Obstbrand) ansetzen und etwa 2 Wochen an einem warmen Ort, möglichst in der Sonne, stehenlassen, anschließend abfiltern.

innerlich: als Tee aus den frischen oder getrockneten Blättern, etwa 5 frische Blätter oder 1 gehäuften Teelöffel getrocknetes Kraut auf 1 Tasse Aufguß 2–3 x täglich schluckweise trinken.
Als Melissengeist s. o. 2–3 x täglich 15–20 Tropfen oder Melissen-Essenz 2–3 x täglich 2–3 Tropfen auf 1 Teelöffel Honig in $^1/_2$ Tasse Wasser gelöst.

Mimose

Acacia decurrens

Familie
Leguminosae – Familie der Hülsenfrüchtler
Standort
Indien, Nordafrika
Essenz
Extraktion mit Lösungsmitteln
Hauptwirkstoffe
*Salicylsäuremethylester, Cresol, Geraniol,
Farnesol*
Ölgehalt
etwa 1 %
Charakteristika
entspannend, ausgleichend

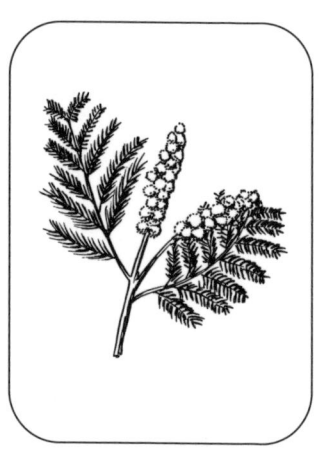

Die Mimosen-Essenz zählt zu den Exoten unter den ätherischen Ölen. Ihre Gewinnung erfolgt durch Lösungsmittel-Extraktion, wodurch sie nur als sogenanntes *Absolue* im Handel ist.

Wirkungsweise

Mimose hat eine harmonisierende und beruhigende Wirkung auf das Nervensystem. Bei Übererregbarkeit, Nervenschwäche und Symptomen, die daraus resultieren, hat sie einen positiven Einfluß.
Durch ihre blutreinigende Eigenschaft ist Mimose ein Tonikum für Leber und Galle.

Eigenschaften in der Duftlampe

harmonisierend   bei Überreiztheit,
beruhigend   nervösen Verspannungen,
aphrodisierend   Lustlosigkeit

Der blumig warme Duft der Mimosen-Essenz wirkt harmonisierend bei extremen Gefühlsschwankungen, löst Verspannungen und beruhigt die Nerven. Er ist wohltuend in der Nase und hat eine leicht aphrodisierende Wirkung.

Moschus

Hibiskus abelmoschus

Familie
Malvaceae – Familie der Malvengewächse
Standort
Afrika, Indien
Essenz
Wasserdampfdestillation aus den getrockneten Samenkörnern
Hauptwirkstoffe
Lacton, Ambrettolsäure, Farnesol
Ölgehalt
unter 1%
Charakteristika
sinnlich stimulierend, aphrodisierend

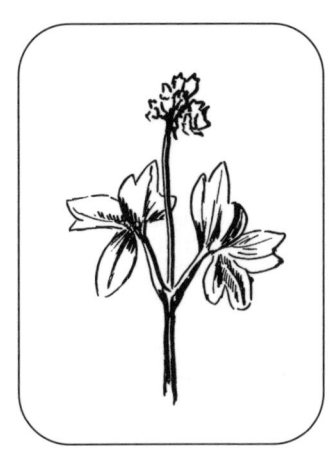

Hibiscus abelmoschus gehört zu der Familie der Malvengewächse. Die Essenz, die aus den getrockneten Samenkörnern gewonnen wird, duftet zwar *moschusähnlich,* ist aber keineswegs zu verwechseln mit der Essenz, die seit Jahrhunderten aus den Drüsen des Moschushirsches für Heilmittel und Parfums hergestellt wurde. Heute, da diese Tierart so dezimiert wurde, daß sie vom Aussterben bedroht ist und *echtes* Moschusöl unbezahlbar geworden ist, werden in der Parfumindustrie stattdessen nur noch synthetische Duftstoffe verwendet.
Dennoch ist Moschus zu einem der begehrtesten Düfte im Okzident geworden.

Eigenschaften in der Duftlampe

erwärmend	bei Gefühlskälte,
stimulierend	Lustlosigkeit,
sexuell anregend	sexuellen Störungen

Der blumig süße, betörende Duft der pflanzlichen Moschus-Essenz ist ein ausgesprochenes Aphrodisiakum, das in der Duftlampe die härtesten *Eisblöcke* zum Schmelzen bringt und erotische Stunden beschert.

Muskatellersalbei

Salvia sclarea

Familie
Labiatae – Familie der Lippenblütler
Standort
Mittelmeergebiet, Vorderasien
Essenz
Wasserdampfdestillation aus dem blühenden Kraut
Hauptwirkstoffe
Linalylacetat, Linalool, Sclareol
Ölgehalt
unter 0,5%
Charakteristika
krampflösend, stimulierend, aphrodisisch

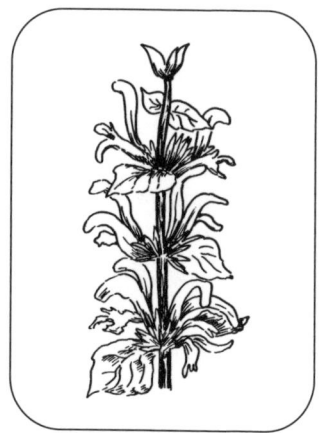

Muskatellersalbei war schon im Mittelalter bekannt und wurde nicht nur für medizinische Zwecke verwendet, sondern auch als berauschendes Mittel geschätzt. Als unterstützende Stimulanz wurde er lange Zeit bei der Bierherstellung eingesetzt und zur Aufbesserung von billigen Weinen zu den edlen „Muskatellerweinen" verwendet.

Pflanzenaufbau

Muskatellersalbei ähnelt dem Wiesensalbei, wird jedoch über 1 m hoch. Er ist ausdauernd und hat einen vierkantigen, am Grunde verholzten Stengel. Die gestielten Blätter sind eiförmig, fein gekerbt und wirken etwas runzelig. Die Blüten sind zart rost bis violett-blau.

Wirkungsweise

Muskatellersalbei hat eine entkrampfende und stärkende Wirkung auf den Magen-Darmtrakt. Zudem wirkt er verdauungsfördernd, entzündungshemmend und schmerzlindernd und ist bei Keuchhusten, Bronchitis und Asthma angezeigt. Sowohl innerlich als auch äußerlich (in Form von Kompressen) kann er ebenso bei Kopfschmerzen und Migräne Erleichterung bewirken. Er beruhigt die Nerven und wirkt dennoch belebend, sinnlich anregend und berauschend.

Eigenschaften in der Duftlampe

entspannend	bei inneren Verspannungen,
anregend	Depressionen, Angstzuständen
inspirierend	beim künstlerischen Schaffen,
stimulierend	auf Sinne und Erotik
krampfstillend	bei Entzündungen der Atemwege,
entzündungshemmend	Husten, Heiserkeit, Bronchitis

Muskatellersalbei hat einen sehr interessanten Duft, der sich nur schwer beschreiben läßt. Er wirkt zunächst frisch, leicht süß, fast etwas nußartig und beinhaltet eine zart blumige Komponente. Er zählt zu den Düften, die nicht auf Anhieb *ankommen,* sondern die man lieben und schätzen lernen muß. Ist seine *Duftbotschaft* einmal erfahren worden, möchte man sie jedoch nicht mehr missen.

Die Muskatellersalbei-Essenz hat die Eigenschaft, depressive Verspannungen, nervlich bedingte Überreiztheit und Angstzustände aufzulösen und die dadurch freiwerdende Energie in Kreativität zu transformieren oder für das sinnliche Empfinden zu öffnen. Der eigenartige Duft hat tatsächlich auch eine berauschende Komponente, die sich jedoch je nach Verfassung und Charakter des *Benutzers* unterschiedlich auswirkt.

Eine Wohltat ist Muskatellersalbei bei allen Entzündungen der Atemwege wie Husten, Heiserkeit, Halsentzündungen und Bronchitis.

Er harmoniert gut mit Lavendel, Orange, Tymian und Sandelholz.

Weitere Anwendungsbeispiele

äußerlich: in Verdünnung mit fettem Öl als Zusatz für krampfstillende, entspannende und leicht berauschende Massagen; für wohltuende Kräuterbäder; in Form von Kompressen wirkt er blutstillend bei Wunden und hilft bei Insektenstichen.

innerlich: als Tee: 3–5 Blätter oder 1 Teelöffel getrocknetes Kraut auf 1 Tasse Aufguß. Statt dessen können auch 1–2 Tropfen Essenz auf 1 Teelöffel Honig in 1 Tasse warmem Wasser gelöst und 2–3 x täglich getrunken werden.

Myrrhe

Commiphora myrrha

Familie
Burseraceae – Familie der Balsambaumgewächse
Standort
Vorderasien, Ostafrika
Essenz
Extraktion mit Alkohol
Hauptwirkstoffe
Pinen, Limonen, Myrrhenölsäure
Ölgehalt
etwa 7%
Charakteristika
antiseptisch, desinfizierend, anregend,
stärkend

Der Myrrhenstrauch hat eine biblische Vergangenheit. Bereits im *Garten Eden*, dem heutigen Gebiet zwischen Euphrat und Tigris, soll er schon zu Moses Zeiten gewachsen sein. Die Myrrhe ist bis heute ein sagenumwobener Strauch gewesen, aus deren Essenz schon im Altertum Räucherwerk hergestellt wurde, das zu religiösen Riten und spirituellen Sitzungen verwendet wurde.

Pflanzenaufbau

Die Myrrhe ist ein stacheliger, strauchartiger kleiner Baum, der bevorzugt in der sengenden Hitze verschiedener Wüstenregionen um das Rote Meer gedeiht. Myrrhe zählt wie der Weihrauch zur Gattung der *Burseraceae*. Die Gewinnung des Harzes erfolgt durch Einritzen oder Einkerben des Holzes. Das Harz tritt jedoch auch aus natürlichen Öffnungen wie Risse und Spalten hervor. Die Essenz wird dann durch Alkohol-Extraktion aus dem Harz gewonnen.

Wirkungsweise

Aufgrund ihrer desinfizierenden, antiseptischen und zusammenziehenden Eigenschaft wurde Myrrhe schon von den alten Ägyptern zur Einbalsamierung der Toten verwendet. Sie wirkt entzündungshemmend bei Husten, Erkältung und Bronchitis.

Eigenschaften in der Duftlampe

anregend	für Meditation, Gebet,
stimulierend	spirituelle Praxis
entzündungshemmend	bei Husten, Heiserkeit, Stimm-
auswurffördernd	verlust, Bronchitis

Wenngleich der Duft der Myrrhe nicht so fruchtig blumig ist wie der von edlen Blütenessenzen, so hat diese Essenz doch etwas sehr Einzigartiges und Geheimnisvolles an sich, das mich auf meinen Reisen durch die iranischen, besonders aber die ägyptischen Wüstenregionen stark beeindruckt hat. Vermutlich ist es die Anmut, die dieses kleine, knorrige Bäumchen in der gleißenden Wüstensonne ausstrahlt. Es scheint der Hitze nicht zu strotzen, sondern sich hinzugeben und die Sonnenstrahlen als reine Energie zu absorbieren. Diese Energie scheint sie in ihrem Harz zu speichern und – in der Duftlampe wieder auszuströmen. Vermutlich ist es dies, weshalb sie seit Jahrtausenden für religiöse und spirituelle Rituale, für Meditation und Gebet bevorzugt wird. Von den vielen Heileigenschaften der Myrrhe auf den Körper kommen in der Duftlampe hauptsächlich der entzündungshemmende und auswurffördernde Aspekt zum Tragen, der allerdings bei Erkältungskrankheiten mit hartnäckigem Husten, Heiserkeit und Stimmverlust Wunder wirken kann.

Weitere Anwendungsbeispiele

äußerlich: verdünnt in Form von Kompressen, wirkt es bei schlecht heilenden Wunden und Verletzungen entzündungshemmend und keimtötend. Als Gurgelwasser eignet es sich bei Zahnfleischentzündung und Mundgeruch. Aufgrund seiner zusammenziehenden Eigenschaft hält es das Gewebe jung und die Haut geschmeidig. Bei starker Hitze hat es auf die Haut einen leicht kühlenden Effekt.

innerlich: 1–2 Tropfen Essenz auf 1 Teelöffel Honig in 1 Tasse lauwarmem Wasser gelöst 1–2 x täglich bei allen Erkältungskrankheiten. Da Myrrhe eine menstruationsfördernde Eigenschaft besitzt, sollte sie nicht während der Schwangerschaft verwendet werden!

Myrte

Myrtus communis

Familie
Myrtaceae – Familie der Myrtengewächse
Standort
Mittelmeergebiet, Asien
Essenz
*Wasserdampfdestillation aus den Blättern
und blühenden Zweigspitzen*
Hauptwirkstoffe
Ceneol, Myrtenöl, Pinen, Geraniol
Ölgehalt
etwa 1%
Charakteristika
*antiseptisch, entzündungshemmend,
zusammenziehend*

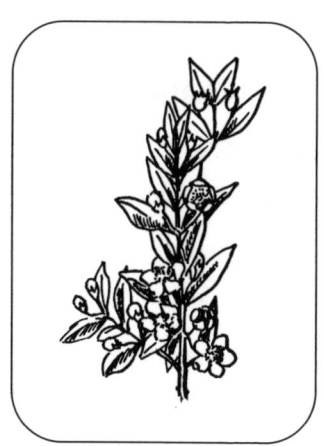

Die Myrte ist einer der charakteristischen Sträucher der *Macchia*, des immergrünen Buschwaldes, der fast um das ganze Mittelmeergebiet anzutreffen ist.
Bereits die alten Griechen kannten die Myrte und schätzten sie wegen ihrer keimtötenden und entzündungshemmenden Eigenschaft.

Pflanzenaufbau

Die Myrte ist ein 4–5 m hoch werdender, immergrüner Strauch oder kleiner Baum. Seine Blätter sind lanzettartig, ledrig und glänzend. Die duftenden, weißen Blüten bestehen aus 5 Kronenblättern und zahlreichen Staubblättern. Nach der Blütezeit von Mai bis Juli bilden sich bläulich schwarze Beeren. Die Gewinnung erfolgt durch Wasserdampfdestillation aus den frischen Blättern und blühenden Zweigspitzen.

Wirkungsweise

Die Myrte wirkt antiseptisch, entzündungshemmend und zusammenziehend. Aufgrund dieser Eigenschaften ist sie ein hervorragendes Therapeutikum bei der Behandlung von Bronchitis, Lungentuberkulose, Stirnhöhlenentzündung und Husten (auch Raucherhusten).

Eigenschaften in der Duftlampe

reinigend	bei zerstörerischen Gedanken,
stärkend	Verzweiflung, Angst, Resignation
inspirierend	während der Meditation und
	spirituellen Praxis
entzündungshemmend	bei Stirnhöhlen- und Hals-
schleimlösend	entzündung, Husten, Heiserkeit,
schmerzstillend	Bronchitis

Myrtenöl riecht angenehm aromatisch und verbreitet in der Duftlampe eine beruhigende und zugleich stärkende und inspirierende
Atmosphäre. Es beinhaltet auch eine reinigende Komponente, die
dabei hilft, sich von innerem *Unrat* wie selbstzerstörerische Gedanken,
Angst, Verzweiflung und Resignation zu befreien und sich auf die
eigene Mitte zu konzentrieren. Myrte wirkt unterstützend und inspirierend während der Meditation. Sie hilft bei Einsichten und Erkennt-
nissen, die wir in der Meditation erfahren, mit in die spirituelle Praxis
hinüber zu nehmen und im alltäglichen Leben zu realisieren.

Weitere Anwendungsbeispiele

äußerlich: in Verdünnung mit fettem Öl (3%ig) als beruhigendes und
schmerzstillendes Massage-Öl u. a. bei schmerzhafter Brustverschleimung; in Form von Kompressen bei schlecht heilenden Wunden; für
Waschungen bei Hautausschlägen; als reinigendes Gesichtswasser und
pflegendes Hautöl.

innerlich: 1–2 Tropfen Essenz auf 1 Teelöffel Honig in $^1/_2$ Tasse Wasser
gelöst, 1–2 x täglich als unterstützendes Therapeutikum bei Stirnhöh-
len- und Halsentzündung, Heiserkeit, Husten und Bronchitis; ebenso
bei Infektionen der Harnwege.

Narde

Nardostachys jatamansi

Familie
Valerianaceae – Familie der Baldriangewächse
Standort
Indien, Nepal, China
Essenz
Wasserdampfdestillation aus den getrockneten Wurzeln
Hauptwirkstoffe
Nardol, Jatamansin, Lomatin, Valeranon
Ölgehalt
etwa 1%
Charakteristika
entspannend, krampflösend, magenstärkend

Die Narde zählt zu den Baldriangewächsen. Sie wächst wild im Himalaya, Nordindien und China. Für die Gewinnung der Essenz mittels Wasserdampfdestillation werden die Wurzeln vorher getrocknet.

Wirkungsweise

Narde hat aufgrund ihrer krampflösenden und verdauungsfördernden Eigenschaft einen positiven Einfluß bei Magen-Darmschwäche. Sie wirkt dämpfend auf Herz und Kreislauf und beruhigt die Nerven.

Eigenschaften in der Duftlampe

entspannend	bei nervösen Verspannungen,
beruhigend	Übererregbarkeit, Gereiztheit,
nervenstärkend	allgemeiner Nervenschwäche
krampflösend	bei nervösen Störungen

Nardenöl wirkt in der Duftlampe beruhigend auf Nerven und Kreislauf. Es hilft bei allgemeiner Nervenschwäche, nervösen Verspannungen, übermäßiger Gereiztheit und Übererregbarkeit. Narde kann sogar einen berauschenden Effekt haben und eignet sich auch bei Schlafstörungen.

Nelke

Eugenia caryophyllata

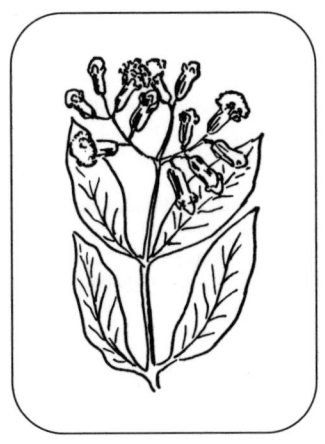

Familie
Myrtaceae – Familie der Myrtengewächse
Standort
Asien
Essenz
*Wasserdampfdestillation aus den Blüten
und blühenden Zweigspitzen*
Hauptwirkstoff
Eugenol
Ölgehalt
etwa 14%
Charakteristika
antiseptisch, desinfizierend, krampflösend

Gewürznelken galten in China bereits vor über 2000 Jahren als vorzügliches Gewürz mit einzigartigen Eigenschaften. Ihre außergewöhnlich stark keimtötende Wirkung war schon damals bekannt und diente zur Bekämpfung von Cholera, Diphterie, Tuberkulose und Milzbrand. Auch Streptokokken, Staphylokokken und Colibakterien haben gegen die antiseptische Wirkung der Nelke kaum eine Chance. Nelken wurden auch gekaut um den Atem zu *reinigen* und zu *versüßen* und als Zusatz für Räucherwerk verwendet, mit dem aufdringliche Insekten ferngehalten wurden.

Eigenschaften in der Duftlampe

stimulierend   bei Schwächezuständen
anregend

desinfizierend   bei Infektionskrankheiten

Der würzig süße Duft des Nelkenöls wirkt stimulierend bei allgemeinen Schwächezuständen und zugleich desinfizierend bei Infektionskrankheiten.
Nelke bietet sich besonders zur warmen Jahreszeit in der Duftlampe auf dem Balkon oder der Veranda an, um damit lästige Insekten fernzuhalten.

Neroli

Citrus bigaradia

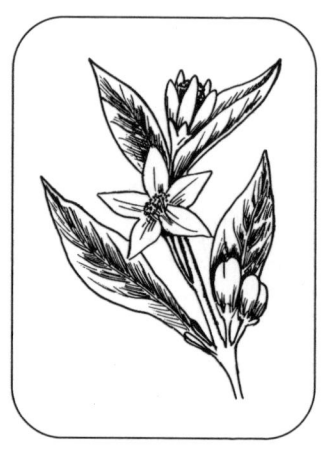

Familie
Rutaceae – Familie der Rautengewächse
Standort
China, Mittelmeergebiet
Essenz
*Wasserdampfdestillation oder Lösungsmittel-
Extraktion aus den frischen Blüten*
Hauptwirkstoffe
Ocimen, Pinen, Camphen
Ölgehalt
unter 0,5%
Charakteristika
krampflösend, entspannend, herzberuhigend

Ob in Südfrankreich, Sizilien oder auf Kreta, der stimulierende, süße
Duft und die anmutige Schönheit eines blühenden Orangenhains ist
unvergleichbar und mit Worten kaum zu beschreiben.
Es gibt zwei verschiedene Arten von Orangenbäumen, die süße
Orange *Citrus aurantium,* aus deren Fruchtschalen das *süße* Orangenschalenöl gewonnen wird und die Bitterorange *Citrus bigaradia*. Das
hochwertige Orangenblütenöl wird jedoch nur aus den Blüten der Bit-
terorangen, auch Pomeranzen genannt, gewonnen. Der Name *Neroli*
stammt vermutlich von der im 16. Jahrhundert lebenden italienischen
Prinzessin Anne-Marie von Nerola, die sich angeblich als eine der
ersten Frauen mit Orangenblütenöl parfümierte und auf diese Weise
die kostbare Essenz als Parfum salonfähig machte.

Pflanzenaufbau

Der Bitterorangenbaum wird zwischen 5 und 8 m hoch; er ist immer-
grün und hat einen Spreizwuchs. Seine Blätter sind lanzettförmig, die
kleinen Blüten sind weiß und sternförmig.

Wirkungsweise

Neroli hat einen starken Einfluß auf Geist und Seele und gilt in der
Aromatherapie als eine der besten Essenzen bei Depressionen, Nervo-

sität und Angstzuständen. Darüberhinaus wirkt es beruhigend und zugleich stärkend auf Herz und Kreislauf.

Eigenschaften in der Duftlampe

entspannend	bei allgemeinen Angstzuständen,
beruhigend	Nervosität, Überreiztheit, Streß,
motivierend	Depressionen, Verzweiflung
stabilisierend	bei Schockzuständen
krampflösend	bei Kopfschmerzen
herzwirksam	bei Herzklopfen

Der eigenartig süße, blumige Duft der Neroli-Essenz verströmt in der Duftlampe eine beruhigende, entspannte Atmosphäre, in der es leicht fällt, sich anzulehnen, alle Sorgen zu vergessen, Angstgefühle fallen zu lassen und zur Ruhe zu kommen. Wie von *Geisterhand* vermag es selbst in den ausweglosesten Situationen einen Hoffnungsschimmer *herbeizuzaubern*.

Durch seine zunächst beruhigende Wirkung gibt es uns die Kraft, uns zu sammeln, zu besinnen und unsere eigene Mitte wiederzufinden. Gestärkt und motiviert gehen wir aus dieser Ruhe hervor und begegnen denselben Problemen mit einer gänzlich verwandelten Sichtweise.

Weitere Anwendungsbeispiele

äußerlich: verdünnt mit fettem Öl ist Neroli ein hervorragendes Hautpflegemittel, das sich auch besonders für empfindliche und zu Entzündung neigender Haut eignet; für entspannende Kräuterbäder und aphrodisierende Massagen.

innerlich: bei Depressionen, Angstzuständen, *Lampenfieber,* Überreiztheit und Herzklopfen 1–2 Tropfen auf 1 Teelöffel Honig in $^1/_2$ Tasse Wasser gelöst, 2–3 x täglich.

Niaouli

Melaleuca viridiflora

Familie
Myrtceae – Familie der Myrtengewächse
Standort
Südostasien, Australien
Essenz
Wasserdampfdestillation aus den Blättern
Hauptwirkstoffe
Cineol, Pinen, Terpineol, Eukalyptol
Ölgehalt
etwa 2%
Charakteristika
antiseptisch, entzündungshemmend

Der Niaoulibaum zählt wie der Cajeputbaum zu der Familie der Myrtengewächse. Beide sind sehr eng miteinander verwandt. Die Zusammensetzung ihrer Inhaltstoffe sowie ihre Wirkungen und Anwendungsweisen sind jedoch unverwechselbar.

Wirkungsweise
Niaouli hat eine stark antiseptische und entzündungshemmende Eigenschaft auf die Atemwege und ableitenden Harnwege. Aufgrund dieser Wirkung ist es besonders bei Erkältungskrankheiten, Husten, Schnupfen, Heiserkeit sowie bei Bronchitis und Grippe angezeigt.

Eigenschaften in der Duftlampe
anregend auf den Kreislauf
entzündungshemmend bei Erkältung, Husten, Schnupfen,
schleimlösend Grippe

Der würzig strenge, an Kampfer erinnernde Geruch der Niaouli-Essenz hat eine anregende Wirkung auf den Kreislauf und die bereits beschriebenen Eigenschaften auf die Atemwege.
Aufgrund seiner antiseptischen und zugleich hautfreundlichen Eigenschaft eignet sich Niaouli hervorragend für Kompressen zur Behandlung von schlecht heilenden Wunden, Furunkeln und Akne.

Orange

Citrus aurantium

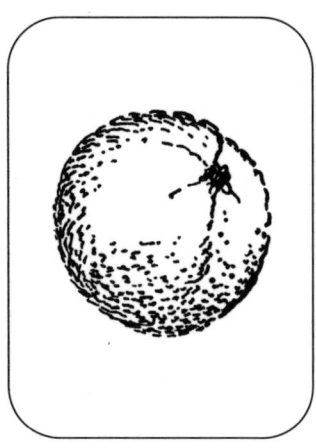

Familie
Rutaceae – Familie der Rautengewächse
Standort
Mittelmeergebiet, Südamerika
Essenz
Kaltpressung aus den Fruchtschalen
Hauptwirkstoffe
Limonen, Citral, Citronellal
Ölgehalt
etwa 2%
Charakteristika
herzstärkend, erwärmend, harmonisierend

Die Orangen-Essenz zählt zweifellos zu den beliebtesten ätherischen Ölen. Ihr fruchtig süßer Duft wird allgemein als angenehm und stimmungshebend empfunden. Hinzu kommt, daß Orangenöl von seiner Wirkungsweise recht unkompliziert ist und keine besonderen Vorkenntnisse für die Anwendung erforderlich sind. Nicht zuletzt deshalb wird es gern als *das* Öl für Einsteiger empfohlen.

Pflanzenaufbau

Die Orange stammt ursprünglich aus China, wie auch dem Namen *Apfelsine (= Apfel aus China)* zu entnehmen ist. Heute werden Orangenbäume rings um das Mittelmeer kultiviert.
Der Orangenbaum ist ein 3–4 m hoher Baum mit glatten, lanzettartigen Blättern. Die Blüten sind weiß und in Rispen angeordnet.

Wirkungsweise

Orangenschalenöl hat eine beruhigende Wirkung auf Herz und Kreislauf. Es vermag Fieber zu senken und wirkt heilungsfördernd bei Nieren- und Blasenleiden.

Eigenschaften in der Duftlampe

beruhigend	bei Nervosität, Streß,
erwärmend	Angst, Kummer, Kopflastigkeit,
harmonisierend	Frustration, Traurigkeit,
erheiternd	Lustlosigkeit

Der süße, fruchtige Duft des Orangenöls wirkt beruhigend und zugleich belebend. Er hat die Kraft, Nervosität und Streß die Spannung zu nehmen. Orangenöl verbreitet eine erwärmende Atmosphäre, die auch bei Angstgefühlen, Kummer und bedrückender Kopflastigkeit befreiend und erheiternd wirkt. Es wirkt in jeder Lebenssituation ausgleichend.

Orange harmoniert gut mit Gewürzölen wie Nelke und Zimt, aber auch mit Orangenblüten (Neroli), Melisse, Ylang Ylang und Zypresse.

Weitere Anwendungsbeispiele

äußerlich: als entspannendes, hautpflegendes Orangenwasser bei empfindlicher und spröder Haut, ebenso bei mangelnder Durchblutung; Orangenwasser wirkt als Gurgelwasser desinfizierend bei Zahnfleischentzündungen und schlechtem Atem; in Verdünnung mit fettem Öl als beruhigendes, erwärmendes und sinnliches Massage-Öl; als Zusatz für harmonisierende Vollbäder.

innerlich: als Teeaufguß aus den getrockneten Orangenschalen oder 2–3 Tropfen Essenz auf 1 Glas Honigwasser, 2–3 x täglich bei Herzklopfen, Herzbeklemmung, Verdauungsstörungen, Nieren- und Blasenleiden.

in der Küche: Orangenöl eignet sich hervorragend zum Backen von Kuchen und Keksen aus dem vollen Korn. Auch für diverse Süßspeisen, Milchshakes, mit Honig gesüßten Eiscremes ist es bestens geeignet.

Oregano

Origanum vulgare

Familie
Labiatae – Familie der Lippenblütler
Standort
Mitteleuropa, Nordafrika
Essenz
Wasserdampfdestillation aus dem Kraut
Hauptwirkstoffe
Carvacrol, Thymol, Origanen
Ölgehalt
etwa 2%
Charakteristika
antiseptisch, magenstärkend, hustenstillend

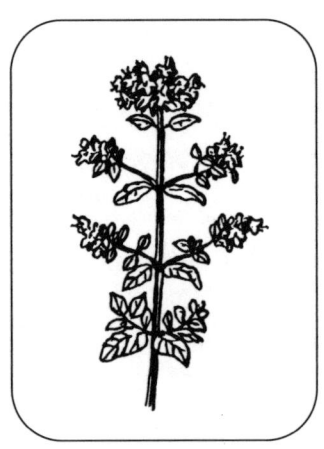

Oregano, auch als wilder Majoran *(Origanum majorana)* bekannt, wächst vorwiegend in warmen Mittelmeerregionen. Er zählt zu den beliebtesten Gewürzen der kulinarischen Küche und hat verschiedene Heileigenschaften.

Pflanzenaufbau

Oregano oder Dost wird etwa 40 cm hoch und hat kleine, schwach gezähnte Blätter. Die zahlreichen Blüten sind purpurrosa gefärbt und in Doldenrispen angeordnet.

Wirkungsweise

Oregano hat eine äußerst starke antiseptische und entzündungshemmende Wirkung, die besonders bei Infektionen der Atem- und Harnwege eine schnelle Linderung herbeiführen kann. Zudem wirkt er erwärmend, krampflösend, schweißtreibend und blähungswidrig. Sein Anwendungsspektrum ist sehr groß. Als Therapeutikum wird es eingesetzt bei Grippe, Keuchhusten, Stirnhöhlenentzündung, Asthma, Darminfektionen und rheumatischen Beschwerden. Aufgrund seiner hautreizenden und menstruationsfördernden Eigenschaft sowie seiner vielschichtigen, zum Teil noch unerforschten Wirkungsweise sollte er nicht ohne sachkundige Beratung verwendet werden!

Pampelmuse

Citrus deucumana

Familie
Rutaceae – Familie der Rautengewächse
Standort
Mittelmeergebiet, Ostasien
Essenz
Kaltpressung aus den Fruchtschalen
Hauptwirkstoffe
Pinen, Limonen, Linalool, Citral
Ölgehalt
etwa 1%
Charakteristika
antidepressiv, erfrischend

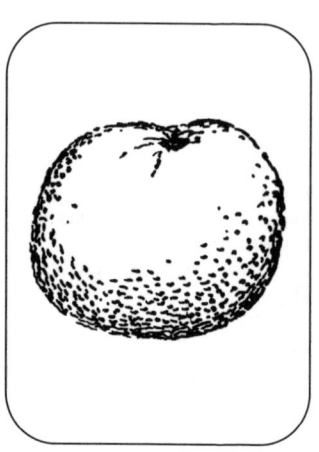

Dem Pampelmusenöl wird eine stimulierende Wirkung auf den Thalamus, den Hauptteil des Zwischenhirns, zugesagt, was eine Aktivierung chemischer Prozesse auslöst, wodurch die Gefühle beflügelt werden.

Eigenschaften in der Duftlampe

erfrischend   bei Niedergeschlagenheit,
stimulierend   Erschöpfung, Lustlosigkeit
antidepressiv   bei Depressionen, Trauer

Die Pampelmusen-Essenz verströmt in der Duftlampe einen angenehm frischen, beflügelnden Duft, der bei Niedergeschlagenheit, Erschöpfung und Lustlosigkeit aufbauend und stimulierend wirkt. Bei depressiven, bedrückenden und beklemmenden Gefühlen wirkt Pampelmusen-Öl erheiternd und aufhellend.
Pampelmuse harmoniert gut mit Fichte, Kiefer, Muskatellersalbei, Minze und Ylang Ylang.

Weitere Anwendungsbeispiele

äußerlich: Pampelmuse ergibt in Kombination mit anderen Essenzen, in fettem Öl gelöst, erfrischende, durchblutungsfördernde Massage-Öle. Darüber hinaus eignet es sich für Duschgels und als Badezusatz.

Patchouli

Pogostemon patchouli

Familie
Labiatae – Familie der Lippenblütler
Standort
Indien, China, Südostasien
Essenz
Wasserdampfdestillation aus den Blättern
Hauptwirkstoffe
Patchoulicampher, Azulen, Terpene
Ölgehalt
etwa 3%
Charakteristika
desodorierend, stimulierend, aphrodisierend

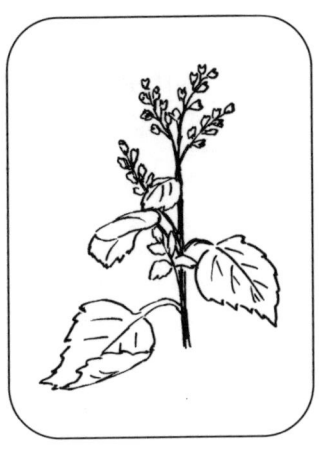

Patchouli wird in Indien schon seit Jahrhunderten zum Parfümieren von Stoffen eingesetzt, um diesen eine unverwechselbare Duftnote zu verleihen und sie vor Insekten zu schützen.
In den siebziger Jahren war es eines der beliebtesten Öle der Hippie-Bewegung.

Pflanzenaufbau

Buschartige Pflanze, bis zu 1 m hoch, mit behaarten, pelzartigen Blättern. Patchouli wächst vorwiegend in Indien, China und Malaysia. Das zähflüssige, bräunlich-gelbe Öl wird heute zum größten Teil in Singapur destilliert.

Wirkungsweise

Die therapeutische Wirkungsweise von Patchouli ist noch recht wenig erforscht. Bekannt ist seine antiseptische, leicht bakterizide Eigenschaft, aufgrund dieser es zur schnellen Vernarbung von Wunden eingesetzt wird. Ferner wirkt es anregend und stimulierend. Bei höheren Dosierungen kann es jedoch unter Umständen auch beruhigend wirken.

Eigenschaften in der Duftlampe

stimulierend	bei Frustration,
antidepressiv	Depressionen, Ängsten,
aphrodisierend	Lustlosigkeit

Patchouli-Öl verströmt einen süßen, schweren Duft, der nicht selten als etwas modrig empfunden wird. Es vermag jedoch depressive Gefühle *umzustimmen* und die Sinne für das Erotische zu öffnen.

Auf der geistigen Ebene stärkt es die Geduld, in schwierigen Situationen innezuhalten, die Probleme zunächst zu betrachten und ihnen dann angemessen zu begegnen.

Patchouli harmoniert gut mit Bergamotte, Lavendel, Rose, Rosmarin und Zitrone.

Weitere Anwendungsbeispiele

äußerlich: in Form von Kompressen zur schnellen Vernarbung schlecht heilender Wunden; als aphrodisierende Beigabe zu verschiedenen Massage-Ölen, als Badezusatz. Bei Entzündungen in der Mundhöhle wird es als entzündungshemmendes Gurgelwasser verordnet. Patchouli ist aufgrund seiner Inhaltsstoffe ein natürliches Fixativ und bietet sich von daher auch besonders als Zusatz für die unterschiedlichsten Parfums und Duftkombinationen an.

Petitgrain

Citrus aurantium – Citrus bigaradia

Familie
Rutaceae – Familie der Rautengewächse
Standort
Mittelmeergebiet
Essenz
Wasserdampfdestillation aus den Blättern
Hauptwirkstoffe
Linalylacetat, Citral, Pyrrol
Ölgehalt
etwa 1%
Charakteristika
entspannend, gedächtnisstärkend,
ausgleichend

Petitgrain wird heute fast nur noch aus den Blättern und Zweigspitzen des Bitterorangenbaumes destilliert, während es früher – seinem Namen Petitgrain, kleiner Same, entsprechend – aus den unreifen, kleinen grünen Früchten gewonnen wurde.

Von der Zusammensetzung seiner Inhaltstoffe ähnelt Petitgrain dem von demselben Baum stammenden Neroli, das allerdings aus den Blüten gewonnen wird. Es wirkt jedoch – zumindest auf das Gedächtnis und die Konzentrationsfähigkeit – etwas stärkender und anregender als Neroli.

Eigenschaften in der Duftlampe

anregend	bei geistiger Arbeit,
ausgleichend	bei Gefühlsschwankungen,
aufhellend	depressiven Verstimmungen

Der Duft des Petitgrain-Öls ist frisch und belebend, jedoch nicht so blumig wie das kostbare Neroli. Petitgrain eignet sich aber gut zur geistigen Arbeit. Es gleicht Gefühlsschwankungen aus und wirkt auch bei depressiven Verstimmungen wie Kummer, Trauer und Ärger aufhellend und leicht stimulierend.

Pfefferminze

Mentha piperita

Familie
Labiatae – Familie der Lippenblütler
Standort
Europa, Asien, Nord- und Südamerika
Essenz
Wasserdampfdestillation aus dem Kraut
Hauptwirkstoffe
Menthol, Mentholester, Menthofuran, Cineol
Ölgehalt
etwa 2%
Charakteristika
erfrischend, antiseptisch, krampflösend

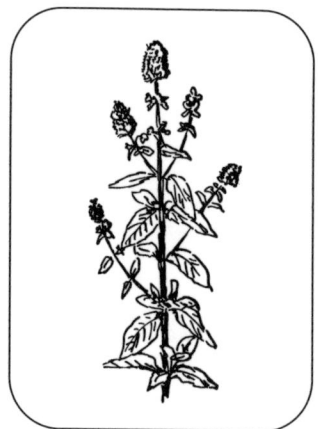

Die Pfefferminze ist die wohl bekannteste Minzeart. Sie stammt ursprünglich aus Japan und China und gelangte über Nordafrika nach Europa.

Pflanzenaufbau

Die Pfefferminze hat einen ausdauernden Wurzelstock, aus dem ein vierkantiger, bis zu 80 cm hoch werdender Stengel emportreibt. Die gestielten Blätter sind länglich, spitz und leicht behaart. Wie der Stengel weisen sie eine leicht rötliche Färbung auf. Die Blüten sind an einer länglichen Ähre angeordnet und purpur bis violett gefärbt.

Wirkungsweise

Das Pfefferminzöl hat eine Eigenschaft, in der es sich gänzlich von anderen Essenzen unterscheidet: Es wirkt auf die kälteempfindlichen Nerven, was sich nach Einnahme oder Einreibung durch ein spürbares Kältegefühl bemerkbar macht. Durch das folgende erwärmende, sogar leicht brennende Gefühl kommt seine schmerzstillende und krampflösende Eigenschaft zum Tragen, die besonders bei Asthma, Bronchitis, Erkältungen, Husten und Kopfschmerzen eine schnelle Linderung bewirkt. Äußerlich angewendet hilft es auch bei Rheuma, Hexenschuß, Gelenkschmerzen, Muskelkater und Insektenstichen.

Eigenschaften in der Duftlampe

erfrischend	bei geistiger Erschöpfung,
gedächtnisstärkend	Unkonzentriertheit
krampflösend	bei Kopfschmerzen, Erkältung,
entzündungshemmend	Husten, Heiserkeit mit
schleimlösend	verschleimten Atemwegen

Das Pfefferminz-Öl hat einen frischen, reinen Duft, der bei geistiger Erschöpfung und Überarbeitung wieder einen *klaren Kopf* bewirkt und die Konzentrationsfähigkeit erhöht. Von seinen vielen Eigenschaften werden in der Duftlampe vor allem die krampflösende, entzündungshemmende und schleimlösende Wirkung des Pfefferminz-Öls spürbar, und zwar bei fast allen Erkältungskrankheiten, Grippe, Heiserkeit, hartnäckigem Husten, Bronchitis und Kopfschmerzen. Pfefferminze harmoniert gut mit Benzoe, Eukalyptus, Lavendel, Rosmarin.

Weitere Anwendungsbeispiele

äußerlich: in Verdünnung zur Inhalation bei Rachen- und Stirnhöhlenkatarrh; für Mundspülungen bei Zahnfleischentzündungen, wunder Zunge und Zahnschmerzen; als Kompresse für wohltuende Stirnumschläge bei Kopfschmerzen; bei Fieber und Erkältung kann der ganze Körper mit warmem Pfefferminzwasser, zubereitet durch Abkochung des ganzen Krautes oder aus der Essenz, gewaschen werden.

innerlich: als Tee aus dem frischen oder getrockneten Kraut (3–5 frische Blätter oder 1 Teelöffel getrocknetes Kraut auf 1 Tasse Aufguß, 3 x täglich) bei: Schwächeanfällen, Kopfschmerzen, Schwindelgefühl, Erkältung, Husten, Heiserkeit, Entzündungen des Rachens und der Stirnhöhle. Dosierung der Essenz: 2–3 Tropfen auf 1 Teelöffel Honig in einer Tasse Wasser gelöst, 3 x täglich.

Vorsicht: Bei Säuglingen und Kleinkindern nicht innerlich anwenden, in der Duftlampe äußerst vorsichtig dosieren! Nicht bei Heuschnupfen anwenden!

Rose

Rosa damascena

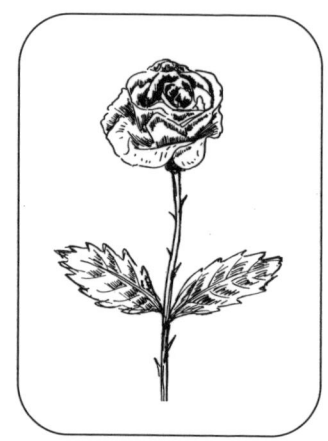

Familie
Rosaceae – Familie der Rosengewächse
Standort
weltweit
Essenz
Wasserdampfdestillation aus den frischen Blüten
Hauptwirkstoffe
Citronellol, Rhodinol, Phenyläthylalkohol
Ölgehalt
etwa 0,03%
Charakteristika
harmonisierend, aufbauend, herzstärkend

Als *Königin der Blumen* wird sie von Dichtern poetisch beschrieben und von Sängern lobend besungen. Zweifellos gilt die Rose als eine der beliebtesten und begehrtesten Blumen, die in der westlichen Welt auf ähnliche Weise bewundert und verehrt wird wie der Jasmin in der fernöstlichen Kultur. Dabei ist die Rose keine ausgesprochen heimische Pflanze, sondern stammt ursprünglich aus Persien, wo auch das kostbare Rosenöl entdeckt und zuerst gewonnen wurde.

Pflanzenaufbau

Für die Gewinnung des ätherischen Öls werden vorwiegend Rosen mit buschigem Wuchs und kleinen, rosafarbenen Blüten bevorzugt. Die Ausbeute ist äußerst gering. Je nach Anbauland werden zwischen 3000 und 5000 kg Rosenblüten für 1 kg Essenz benötigt.

Wirkungsweise

Das Anwendungsspektrum der Rose ist sehr breit gefächert. Ihr Hauptcharakteristikum ist jedoch ihre harmonisierende Wirkung auf die Seele. Bei tiefer Trauer, Kummer und Leid, die über Jahre das Herz verhärten und die Gefühle abgestumpft haben, ist Rose das ideale Mittel. Sie wirkt antidepressiv, herz- und nervenstärkend und hilft ebenso bei Menstruationsbeschwerden wie bei Fieber und Kopfschmerzen.

Eigenschaften in der Duftlampe

harmonisierend	bei Depressionen, Trauer,
aufhellend	Kummer und Leid
entspannend	bei nervösen Verspannungen,
sinnlich anregend	Emfpindungslosigkeit
krampflösend	bei Nervosität, Kopfschmerzen

Der faszinierende, blumige Duft des Rosenöls verströmt Freude, unbefangene Heiterkeit und Liebeszauber, die unseren ganzen Körper durchdringen und uns tief in unserem Herzen berühren. Depressionen, Kummer und Schmerz *verfliegen,* und selbst das traurigste Herz wird befreit von seinem Leid. Rosenöl stärkt unsere Liebesfähigkeit, weckt unser Empfinden für Sinnlichkeit und Ästhetik. Es öffnet die Pforte zu einer fast vergessen geglaubten Welt der Wahrnehmung, die von Verständnis, Zärtlichkeit und Liebe durchdrungen ist.
Rose harmoniert gut mit Jasmin, Lavendel, Melisse und Neroli.

Weitere Anwendungsbeispiele

äußerlich: Rosenwasser ist ein altbewährtes Heil- und Pflegemittel. Es kann für Waschungen und Einreibungen verwendet werden und hilft bei nervösen Verspannungen, Gefühlskälte und Kopfschmerzen. Rosensalbe oder Rosenöl in Verdünnung mit fettem Öl ist bei allen Hauttypen zu verwenden, ist aber besonders bei spröder und zu Entzündung neigender Haut angezeigt. Die Rosen-Essenz ist ein hervorragender Zusatz für stimulierende, leicht aphrodisierende Körperöle und Vollbäder.

innerlich: als blutreinigender, leicht abführender Tee aus den getrockneten Blütenblättern (1 gehäufter Teelöffel getrockneter Blüten auf 1 Tasse Aufguß, nach Belieben mit Honig gesüßt); dieser Tee ist besonders bei übermäßigen Monatsblutungen, Schwindelgefühlen und Kopfschmerzen angezeigt.
Ein anderer Tee kann aus den Rosenblättern zubereitet werden (ebenfalls 1 Teelöfel getrocknetes Kraut auf 1 Tasse Aufguß, mit Honig gesüßt); er hat eine herz- und nervenstärkende Wirkung.

Rosenholz

Aniba rosaedora

Familie
Lauraceae – Familie der Lorbeergewächse
Standort
Südamerika
Essenz
Wasserdampfdestillation aus dem Holz
Hauptwirkstoffe
Linalool, Terpinol, Nerol
Ölgehalt
etwa 1%
Charakteristika
entspannend, nervenstärkend, antiseptisch

Rosenholzöl wird nicht – wir irrtümlich oft angenommen – aus den verholzten Stengeln der allgemein bekannten Rose gewonnen, sondern stammt von dem in den Tropen Südamerikas wachsenden Anibabaum, der zu den Lorbeergewächsen zählt. Die Anibabäume werden – bis auf Ausnahmen – nicht wegen der Ölgewinnung gefällt, sondern sind zum größten Teil Opfer der flächendeckenden Abholzung oder Brandrodung, die betrieben wird, um Acker- und Weideflächen für die Fleischproduktion zu schaffen.

Pflanzenaufbau

Der im Amazonas-Gebiet beheimatete Anibabaum ist ein gewaltiger Urwaldriese mit dicker Rinde und starken, auslaufenden Ästen. Die Gewinnung erfolgt durch Wasserdampfdestillation aus dem zersplitterten Holz. Das Öl besteht zu fast 90% aus Linalool.

Wirkungsweise

Rosenholz hat eine antiseptische, entzündungshemmende und zugleich hautberuhigende Eigenschaft, weshalb es sich bestens zur Wundbehandlung und bei Hautreizungen bzw. -entzündungen anbietet. Darüber hinaus wirkt es schmerzstillend und nervenstärkend. Auf den psychischen Bereich hat es eine beflügelnde, aphrodisierende Wirkung.

Eigenschaften in der Duftlampe

entspannend	bei nervösen Verspannungen,
aufhellend	Depressionen, Ängsten,
harmonisierend	extremen Gefühlsschwankungen,
aphrodisierend	Lustlosigkeit, Gefühlskälte
krampflösend	bei Kopfschmerzen,
stärkend	Nervosität, Streß

Rosenholzöl hat einen angenehm warmen, rosenähnlichen Duft, der über die Duftlampe eine archetypische Atmosphäre schafft, die postive Assoziationen an feucht-warme Regenwälder aufkommen läßt. Der Duft der Rosenholz-Essenz regt die Phantasie an, ist angenehm entspannend und stimmungshebend. Nervöse Verspannungen lösen sich, Depressionen, Kummer und Leid können losgelassen werden. Statt Gefühlskälte stellt sich ein erhöhtes sinnliches Empfinden ein, das unter Umständen auch ein erotisches Nachspiel zur Folge haben kann.

Bei Kopfschmerzen, extremen Streßsituationen und Nervosität wirkt Rosenholz krampflösend, stärkend und aufbauend.

Es harmoniert gut mit Basilikum, Bergamotte, Kiefer, Lemongras und Zypresse.

Weitere Anwendungsbeispiele

äußerlich: Rosenholzöl eignet sich vorzüglich für leicht aphrodisierende Massage-Öle, pflegende Hautcremes und als entspannender Badezusatz.

In Verdünnung wird es als Kompresse zur Wundbehandlung bei schlecht heilenden Wunden, Entzündungen und Hautreizungen eingesetzt.

Rosmarin

Rosmarinus officinalis

Familie
Labiatae – Familie der Lippenblütler
Standort
Mittelmeergebiet
Essenz
Wasserdampfdestillation aus dem blühenden Kraut
Hauptwirkstoffe
Borneol, Campher, Eukalyptol, Cineol
Ölgehalt
etwa 2%
Charakteristika
antiseptisch, krampflösend, konzentrationsfördernd

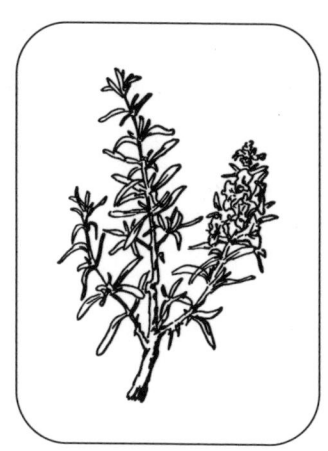

Rosmarin zählt zu den ältesten Kult- und Heilpflanzen. Für viele Hochkulturen war er von großer symbolischer Bedeutung. So wurde er sowohl von alten Griechen als auch den Römern sehr geschätzt und zu ganz bedeutenden Lebenssituationen wie Hochzeiten und Begräbnissen verwendet. Auch die Ägypter schätzten ihn und legten Rosmarinzweige in die Gräber ihrer Pharaonen.

Pflanzenaufbau

Rosmarin ist ein immergrüner, buschig verzweigter Halbstrauch, der bei uns etwa $^1/_2$ m erreichen kann. Die dunkelgrünen, tannennadelähnlichen Blätter sind am Rand leicht eingerollt und an der Unterseite filzig. Die Blüten sind zart blau bis weiß und sitzen auf kleinen Stielen an den Blattachseln.

Wirkungsweise

Rosmarin wirkt anregend auf Herz und Kreislauf. Durch seine antiseptische, entzündungshemmende und krampflösende Eigenschaft ist er ein altbewährtes Mittel bei Entzündungen der Atemwege wie Erkältung, Husten, Heiserkeit, Grippe und Asthma.

Eigenschaften in der Duftlampe

anregend	bei Erschöpfung,
gedächtnisstärkend	Unkonzentriertheit,
konzentrationsfördernd	Zerstreutheit
krampflösend	bei Entzündungen der Atemwege
entzündungshemmend	wie Erkältung, Husten, Grippe
nervenstärkend	bei Nervenschwäche, Gereiztheit

Die Rosmarin-Essenz hat einen würzig frischen, kampferartigen Duft, der eine stimulierende Wirkung auf das zentrale Nervensystem ausübt. Rosmarinöl bietet sich daher in der Duftlampe immer dann an, wenn durch geistige Arbeit bedingte Erschöpfungszustände eintreten und die Konzentrationsfähigkeit nachläßt. Es stärkt die Willenskraft und eignet sich ebenso zur kontemplativen Sammlung, für Bewußtseinsübungen und zum kreativen Schaffen.

Von seinen vielen Wirkungen auf die einzelnen Körperorgane kommen in der Duftlampe vor allem seine krampflösende und entzündungshemmende Eigenschaft auf die Atemwege zum Tragen. Dies wird besonders bei Erkältungskrankheiten, Husten, Grippe und Heiserkeit deutlich spürbar.

Rosmarin harmoniert gut mit Basilikum, Bergamotte, Kiefer, Lemongras und Zitrone.

Weitere Anwendungsbeispiele

äußerlich: Rosmarin ist ein hervorragender Zusatz für die verschiedensten Bäder, Körper- und Massage-Öle. Verdünnt mit fettem Öl ist Rosmarin ein gutes Einreibungsmittel bei Nervenschmerzen, rheumatischen Beschwerden, Durchblutungsstörungen und allgemeiner Abgespanntheit.

innerlich: als Tee aus dem getrockneten Kraut (1 Teelöffel getrocknetes Kraut auf 1 Tasse Aufguß) bei Herzschwäche, Verdauungsstörungen, Kopfschmerzen sowie zur Stärkung der Leber und Gallensekretion.

Vorsicht: Nicht während der Schwangerschaft einnehmen! Bei Neigung zu Epilepsie sollte Rosmarin gemieden werden!

Salbei

Salvia officinalis

Familie
Labiatae – Familie der Lippenblütler
Standort
Mittelmeergebiet
Essenz
Wasserdampfdestillation aus dem getrockneten Kraut
Hauptwirkstoffe
Thujon, Cineol, Campher
Ölgehalt
etwa 2%
Charakteristika
blutreinigend, entzündungshemmend, stärkend

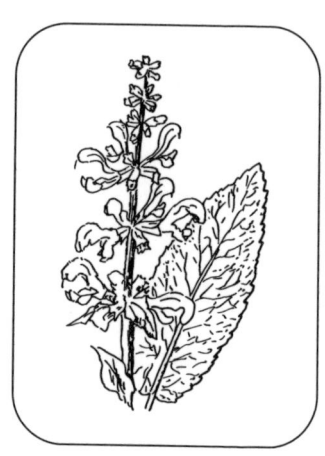

Salbei wurde in unseren Breitengraden schon im Mittelalter sehr geschätzt und von Mönchen unterschiedlicher Ordenszugehörigkeit kultiviert. Aus den Klostergärten verbreitete er sich schnell bis zu den entlegensten Bauerngärten, wo er auch heute zum Teil noch anzutreffen ist.

Pflanzenaufbau

Salbei ist ein ausdauernder Halbstrauch mit einem am Grunde verholzten Stengel, der bis zu 80 cm hoch werden kann. Die gestielten Blätter haben eine längliche, lanzettartige Form und wirken etwas runzelig. Die Blüten sind von zart violetter Färbung.

Wirkungsweise

Die Beliebtheit des Salbeis ist in erster Linie auf seine schweißregulierende Eigenschaft zurückzuführen. Er wirkt blutreinigend, stärkend und hat eine entzündungshemmende, schleimlösende und auswurffördernde Wirkung auf die Atemwege. Salbei wird auch als Therapeutikum bei verschiedenen Stoffwechselerkrankungen, Rheuma und Gicht eingesetzt.

Eigenschaften in der Duftlampe

reinigend	zur Unterstützung
ausgleichend	innerer Reinigungsprozesse
stärkend	auf die Selbstheilungskräfte
entzündungshemmend	bei Erkrankungen der Atemwege
schleimlösend	wie Erkältung, Husten,
auswurffördernd	Kehlkopf- und Rachenkatarrh

Die Salbei-Essenz hat einen frischen, kräuterartigen Duft, der äußerst reinigend und aufbauend wirkt. In Phasen innerer Selbstreinigung kann er sehr hilfreich sein, zumal er auch die Selbstheilungskräfte in uns stärkt und eine allgemein ausgleichende Eigenschaft besitzt.Von besonderer Bedeutung ist seine entzündungshemmende Eigenschaft bei Erkrankung der Atemwege. Bei Erkältungskrankheiten aller Art kann seine schleimlösende und auswurffördernde Wirkung zu einer schnellen Linderung führen.
Salbei paßt gut zu Bergamotte, Lavendel, Rosmarin und Zitrone.

Weitere Anwendungsbeispiele

äußerlich: Salbei eignet sich aufgrund seiner antiseptischen Eigenschaft gut für Kompressen zur Wundbehandlung von Verletzungen, Geschwüren, eiternden Wunden und Insektenstichen. Salbeiteebäder helfen bei Ekzemen und Krätze, Mundspülungen heilen entzündetes Zahnfleisch. Hierfür können übrigens auch frische Salbeiblätter im Mund zerkaut werden, was verschiedene Indianerstämme noch heute bei Zahnfleischentzündungen anwenden.

innerlich: als Tee aus den frischen oder getrockneten Blättern (3–4 frische Blätter oder 1 Teelöffel getrocknetes Kraut auf 1 Tasse Aufguß) hilft bei Verschleimung und verhindert Milchstauungen bei abstillenden Müttern.

Vorsicht: Salbei-Essenz sollte unter keinen Umständen von Epileptikern und zu Epilepsie neigenden Menschen verwendet werden! Salbei nicht regelmäßig und nur äußerst sparsam in der Duftlampe anwenden!

Sandelholz

Santalum album

Familie
Santalaceae – Familie der Sandelholzgewächse
Standort
Indien
Essenz
Wasserdampfdestillation aus dem Holz
Hauptwirkstoffe
Santanol, Borneol
Ölgehalt
etwa 4 %
Charakteristika
erwärmend, krampflösend, harmonisierend

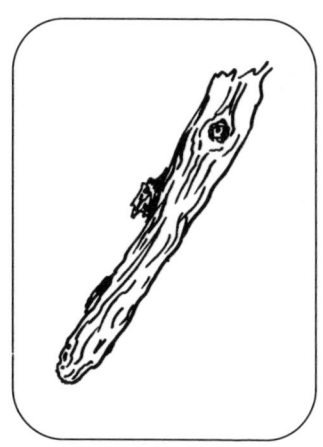

Sandelholz zählt zu den aromatischen Hölzern, die schon vor Jahrtausenden sehr begehrte Handelsgüter waren. Die Ägypter holten sich das kostbare Holz schon 1700 Jahre vor Christus mit Kamelen aus Indien, um daraus Schmuck, wertvolle Utensilien und Räucherwerk zu fertigen.

Pflanzenaufbau

Der Sandelholzbaum ist ein immergrüner, ganzjährig blühender Baum, der bis zu 10 m hoch werden kann. Aufgrund der Tatsache, daß er sich mit seinen Wurzeln zum Teil von dem Saft anderer Bäume ernährt, wird er botanisch als Parasit eingestuft. Gefällt werden nur die alten Bäume, deren hartes Kernholz zur Herstellung von Möbeln, Räucherwerk und ätherischen Ölen dient. Das beste Sandelholzöl stammt aus der südindischen Provinz Mysore.

Wirkungsweise

Sandelholz wird jedoch nicht nur für Parfüms, Räucherwerk und Schmuck verwendet, sondern dient aufgrund seiner außergewöhnlichen Wirkungen in Indien schon seit Jahrhunderten als traditionelles ayurvedisches Heilmittel. Es hat eine antiseptische, entzündungshemmende und krampflösende Eigenschaft, die bei Erkrankungen der Atemwege, insbesondere bei chronischer Bronchitis und Halsentzündung, eine schnelle Linderung herbeiführt. Sandelholz wird auch als Therapeutikum bei Entzündungen der Blase, Harnröhre und der Magenschleimhäute eingesetzt. Sein Hauptcharakteristikum ist jedoch seine harmonisierende und beruhigende Wirkung auf den psychisch-emotionalen Bereich.

Eigenschaften in der Duftlampe

beruhigend	bei nervösen Verspannungen,
ausgleichend	Hektik, Streß, Angstgefühlen
stimulierend	zur Meditation, Kontemplation
aphrodisierend	bei Gefühlskälte, Lustlosigkeit
entzündungshemmend	bei Entzündungen der Atemwege
schleimlösend	wie Husten, Heiserkeit,
erwärmend	Bronchitis, Erkältung

Sandelholzöl hat einen süßlichen, archetypischen Duft, der an märchenhafte Tropenwälder erinnert. Der Duft wird jedoch nicht sofort spürbar, sondern entfaltet seine ganze Schönheit so langsam wie eine sich öffnende Lotusblüte. Wenn wir den Duft wahrnehmen, hat er uns schon verwandelt und in seinen unwiderstehlichen Bann gezogen. Sandelholz nimmt die Spannung aus dem Leben und schafft eine meditative Schwingung, in der wir uns selbst genügen, in der wir nicht länger in der äußeren Welt suchen, sondern uns selbst als Ziel unserer Suche erkennen. Sandelholz harmoniert gut mit sich selbst.

Weitere Anwendungsbeispiele

äußerlich: Sandelholz eignet sich aufgrund seiner antiseptischen Eigenschaft (in Verdünnung mit fettem Öl) hervorragend bei Akne, Ekzemen, entzündeter, fettiger und trockener Haut.

innerlich: 2–3 Tropfen Essenz auf 1 Teelöffel Honig in $^1/_2$ Tasse Wasser gelöst, 2–3 x täglich.

Schafgarbe

Achillea millefolium

Familie
Compositeae – Familie der Korbblütler
Standort
Europa, Asien
Essenz
Wasserdampfdestillation aus dem blühenden Kraut
Hauptwirkstoffe
Azulen, Chamazulen, Cineol
Ölgehalt
unter 1%
Charakteristika
entzündungshemmend, wundheilend, harmonisierend

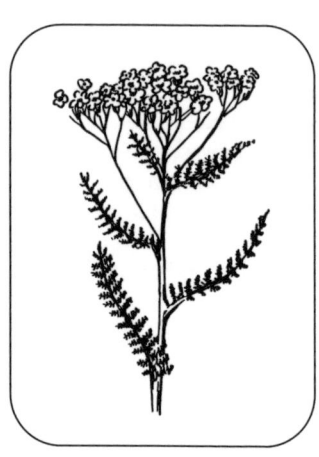

Kaum eine andere Pflanze vereint so viele und wirkungsvolle Heilkräfte in sich wie die Schafgarbe. Von daher ist es nicht weiter verwunderlich, daß sie bereits in verschiedenen Hochkulturen als Heilpflanze bekannt war. Für die Chinesen war sie sogar mehr als *nur* eine Heilpflanze, denn ihre harten, hohlen Stengel dienten schon vor Jahrtausenden für das heute wiederentdeckte I Ging, eine Art Orakel, das anhand von fünfzig Stäbchen Auskunft über die individuelle Lebenssituation des Fragenden gibt.

Pflanzenaufbau

Schafgarbe hat einen ausdauernden Wurzelstock, aus dem sich im Frühjahr zunächst dichte, breite Wurzelblätter entwickeln und erst etwas später der glatte, aufrechte Stengel, der bis zu 80 cm hoch werden kann. Die Stengelblätter sind kurz gestielt und gefiedert. Die Blüten bilden am oberen Ende des Stengels eine große weiße bis rote Blütendolde.

Wirkungsweise

Schafgarbe hat einen hohen Gehalt an Bitterstoffen und eignet sich aufgrund dieser Inhaltsstoffe bestens für die Behandlung von Magen-

Darmerkrankungen. Sie wirkt krampflösend und entzündungshemmend und kann sowohl bei Krämpfen als auch bei Entzündungen, insbesondere des Bauchraums, der Blase und Niere, eingesetzt werden. Durch ihre blutreinigende und blutverbessernde Eigenschaft dient sie ebenso als Therapeutikum bei rheumatischen Beschwerden und Gicht.

Eigenschaften in der Duftlampe

harmonisierend	bei Orientierungslosigkeit,
bewußtseinserweiternd	zur Besinnung, Meditation
krampflösend	bei Kopfschmerzen
anregend	zur Stärkung der Selbstheilungskräfte

Die Eigenschaften der Schafgarbe in der Duftlampe sind – im Verhältnis zu der Vielfalt ihrer Heileigenschaften – äußerst begrenzt. Doch der angenehm aromatische, etwas kräuterartige Duft hat eine harmonisierende Wirkung, die vor allem in schweren Lebenssituationen, bei Entscheidungsunfähigkeit und typischen Alterskrisen eine große Erleichterung sein kann. Schafgarbe zeigt uns, daß unser Leben nicht an unserem Tellerrand endet, sondern sich in die unermeßlichen Weiten des Universums erstreckt.

Weitere Anwendungsbeispiele

äußerlich: Schafgarbe eignet sich hervorragend für Sitzbäder, Kompressen oder Heilerdeauflagen bei Verletzungen, offenen Wunden, Ekzemen, Hautreizungen, Entzündungen (z. B. der Brustwarzen) u. v. a. Schafgarbe ist auch ein altbewährtes Mittel bei Krampfadern.

innerlich: als Tee aus dem getrockneten Kraut (1 Teelöffel auf 1 Tasse Aufguß) bei Erkrankungen der Harnorgane wie Blasenentzündung, Blasen- und Nierenschwäche sowie bei Entzündungen im Magen-Darmbereich.

Tea Tree

Melaleuca alternifolia

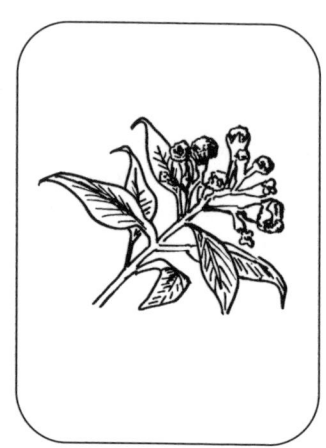

Familie
Myrtaceae – Familie der Myrtengewächse
Standort
Südostasien, Australien
Essenz
Wasserdampfdestillation aus den Blättern
Hauptwirkstoffe
Terpinol, Cineol, Pinen
Ölgehalt
etwa 2%
Charakteristika
*antiseptisch, entzündungshemmend,
wundheilend*

Die Tea Tree-Essenz wird aus den Blätern eines in Australien und Malaysia wachsenden Baumes gewonnen, der jedoch nichts mit dem Teestrauch gemeinsam hat, aus dem der schwarze Tee hergestellt wird. Angeblich wurde er von dem Weltreisenden James Cook als *Teebaum* bezeichnet, weil er und seine Begleiter aus den Blättern einen Tee bereiteten.

Die Melaleuca-Gewächse, zu denen auch Cajeput und Niaouli zählen, werden zur Familie der Myrtengewächse, der u. a. Eukalyptus und Myrte angehören, gerechnet. Sie alle haben eine antiseptische Wirkung, die besonders bei Infektionskrankheiten von großer Hilfe sein können.

Wirkungsweise

Tea Tree ist jedoch die einzige Pflanze innerhalb der Melaleuca-Gewächse, die gegen jede der drei krankheitsübertragenden Mikroorganismen (Bakterien, Pilze und Viren) wirkt. Aufgrund dieser einzigartigen Wirkungsweise, welche eine bakterizide, antiseptische und zugleich antivirale Eigenschaft in sich vereint, sind mit Tea Tree bei fast allen Infektionskrankheiten überraschende Erfolge erzielt worden.

Äußerlich wirkt Tea Tree wundheilend und keimtötend bei Pilzbefall, Akne und Herpes. Bei Insektenstichen, Schlangen- und Skorpionenbiß kann die Essenz auch unverdünnt auf die entsprechende Stelle getropft werden. Die an die Wunde grenzenden Hautpartien sollten jedoch mit einer schützenden Creme eingerieben werden, da Tea Tree bei empfindlicher Haut Reizungen hervorrufen kann.

Warzen können ebenfalls direkt mit Tea Tree-Essenz betupft werden, sollten aber anschließend mit einem kleinen Pflaster abgedeckt werden, damit die Essenz nicht sofort verdunstet. Wie bei fast allen Naturheilmitteln ist ein Erfolg nur durch regelmäßige Anwendung über einen längeren Zeitraum (4–6 Wochen) gewährleistet.

Tea Tree zählt zu den wenigen Essenzen, die wirksam gegen Pilze sind. Sogar Trichomonaden und Pilzbefall im Geschlechtsbereich sind erfolgreich behandelt worden. Als Dosierung für Vaginalduschen werden 5 Tropfen Essenz auf $1/2$ l Wasser angegeben.

Tea Tree zählt zweifellos zu den interessantesten Neuentdeckungen innerhalb der Aromatherapie. Seine Wirkungen scheinen jedoch noch längst nicht vollständig erforscht zu sein.

Eigenschaften in der Duftlampe

entzündungshemmend   bei Infektionen der Atemwege

Die Bedeutung der Tea Tree-Essenz liegt eindeutig in den oben beschriebenen Anwendungsbereichen.

Für die Duftlampe bieten sich andere entzündungshemmende Essenzen mit angenehmen Duftnoten an.

Thymian

Thymus vulgaris

Familie
Libiatae – Familie der Lippenblütler
Standort
Mittel- und Südeuropa
Essenz
Wasserdampfdestillation aus den blühenden Zweigen
Hauptwirkstoffe
Thymol, Carvacrol, Cymol, Borneol
Ölgehalt
etwa 2%
Charakteristika
antiseptisch, entzündungshemmend, krampflösend

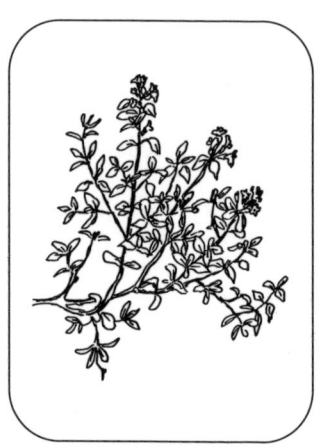

Thymian ist in den warmen Mittelmeerländern beheimatet. Von dort wurde er im 11. Jahrhundert von den Benediktinermönchen in unsere heimischen Gegenden mitgebracht. Heute wird Tymian oft in Gärten kultiviert, er ist jedoch nicht winterhart und muß vor Frost geschützt werden. Er ist nicht nur ein vorzügliches Gewürz in der Küche, sondern eine Pflanze mit außergewöhnlichen Heilwirkungen.

Pflanzenaufbau

Thymian ist ein ausdauernder Zwergstrauch mit zahlreichen, aufrechten Zweigen, die kurz behaart sind und bis zu 50 cm hoch werden. Die kleinen Blätter sind am Rande eingerollt und von graugrüner Färbung. Die kleinen, gestielten Blüten sind hellrot.

Wirkungsweise

Thymian ist eine äußerst aromatische Pflanze, deren ätherisches Öl zu etwa 50% aus Thymol besteht. Thymol ist ein natürliches Antiseptikum, das um ein Vielfaches wirksamer ist als synthetische Desinfektionsmittel. Die antiseptische Wirkung des Thymian ist so stark, daß selbst in tausendfacher Verdünnung Staphylokokken kaum eine Überlebenschance haben. Thymian ist aufgrund dieser Eigenschaft ein hervorragendes Therapeutikum zur Behandlung aller Infektionen, Erkrankungen der Atemwege wie Keuchhusten, Lungenentzündung und Asthma. Bei Erkrankungen des Magen-Darmbereichs sowie Nieren- und Blasenkrämpfen ist er ebenfalls angezeigt. Darüber hinaus wird er zur Krankheitsprophylaxe und Steigerung der körpereigenen Abwehr eingesetzt.

Eigenschaften in der Duftlampe

anregend	bei allgemeiner Trägheit,
konzentrationsfördernd	geistiger Arbeit
krampflösend	bei Entzündungen der Atemwege
entzündungshemmend	wie Husten, Erkältung,
schleimlösend	Halsschmerzen

Der würzig frische Duft des Thymianöls hat eine allgemein anregende und konzentrationsfördernde Wirkung, die unterstützend bei geistiger Arbeit ist. Seine krampflösende, entzündungshemmende und schleimlösende Eigenschaft entfaltet er besonders gut über die Duftlampe. Thymian harmoniert gut mit Bergamotte, Melisse und Zitrone.

Weitere Anwendungsbeispiele

äußerlich: in Verdünnung für Kompressen, Waschungen und Einpinselungen wirkt Thymian keimtötend und schmerzlindernd bei Brandwunden und Verletzungen. Bei Nervenschwäche, rheumatischen Schmerzen, Schwellungen und Rachitis bei Kindern werden Thymianbäder empfohlen. Bei Husten, Halsschmerzen, Zahnfleischentzündungen, Mund- und Racheninfektionen wirken Inhalationen und Mundspülungen mit Thymian (immer in Verdünnung!) schmerzstillend und desinfizierend.

innerlich: als Tee aus dem getrockneten Kraut (1 Teelöffel auf 1 Tasse Aufguß) bei Erkrankungen der Atemwege, Unterleibskrämpfen, zur Stärkung des Magens und zur Anregung der Verdauung.

Vorsicht: Immer sparsam dosieren! Nicht anwenden bei Schwangerschaft und Neigung zu Epilepsie!

Tonka

Dipteryx odorata

Familie
Leguminosae – Familie der Schmetterlingsblütler
Standort
Mittel- und Südamerika
Essenz
Extraktion mit Lösungsmitteln
Hauptwirkstoffe
Cumarin, Lupeol, Betulin
Ölgehalt
etwa 2%
Charakteristika
stimulierend, aufhellend

Tonka wird aus den getrockneten Samen der vorwiegend in Brasilien und Venezuela kultivierten Tonkabohne gewonnen. Die Gewinnung erfolgt in den meisten Fällen mit chemischen Extraktionsmitteln und nur selten durch Alkoholauszug.

Eigenschaften in der Duftlampe

harmonisierend	bei Trübsal, Trauer,
aufhellend	Ängsten und Depressionen
beruhigend	bei Überreiztheit,
stärkend	Nervenschwäche

Tonka verströmt einen angenehmen, blumig warmen Duft, der in fast jeder Lebenssituation aufhellend und harmonisierend wirkt. Tonka bringt Freude und Heiterkeit ins Haus. Zu dieser euphorisierenden Wirkung kommt noch die sinnliche Komponente hinzu, denn Tonka hat auch eine leicht aphrodisierende Eigenschaft.

Weitere Anwendungsbeispiele

äußerlich: Die Tonkabohne ist ein ideales Öl zum Mischen. Es harmoniert gut mit einer ganzen Reihe von Essenzen wie zum Beispiel Lavendel, Lemongras, Jasmin, Rose oder Ylang Ylang. Sie eignet sich auch vorzüglich für Massage-Öle und als Badezusatz.

Tuberose

Polianthes tuberosa

Familie
Amaryllidaceae – Familie der Amaryllisgewächse
Standort
Mittel- und Südamerika, Südfrankreich
Essenz
Extraktion mit Lösungsmitteln, zum Teil
auch noch durch Enfleurage (siehe Seite 24)
Hauptwirkstoff
Anthranilsäuremethylester
Ölgehalt
unter 0,5%
Charakteristika
aphrodisierend, euphorisierend, entspannend

Die Tuberosenblume ist eine der kostbarsten Essenzen. Die Jahresernte ergibt weltweit noch nicht einmal 20 kg Essenz und das, obwohl das Öl zum größten Teil durch Lösungsmittel-Extraktion gewonnen wird, was wesentlich ergiebiger ist als Wasserdampfdestillation oder das Enfleurage-Verfahren. Das so gewonnene, unverdünnte *Absolue* wird anschließend mit Alkohol und destilliertem Wasser gestreckt. Aufgrund der extrem hohen Duftintensität und Strahlkraft wird die Verdünnung allerdings eher als Erleichterung empfunden.
Tuberose hat einen unbeschreibbar betörenden Duft, der stark euphorisierend und erotisierend stimmt, worin wohl der Hauptgrund für die starke Nachfrage liegt. Es ist zweifellos eine der begehrtesten Essenzen, die für die Parfumindustrie für zahlreiche aphrodisierende Duftmischungen verwendet wird.
Für einen Raum mittlerer Größe genügen schon 2–3 Tropfen Tuberosenöl in der Duftlampe. Tuberose ist nicht für die Einnahme geeignet!

Vanille

Vanilla planifolia

Familie
Orchidaceae – Familie der Orchideengewächse
Standort
Mittel- und Südamerika
Essenz
*Extraktion mit Lösungsmitteln
oder Alkohol*
Hauptwirkstoff
Vanillin
Ölgehalt
etwa 3%
Charakteristika
ausgleichend, beruhigend

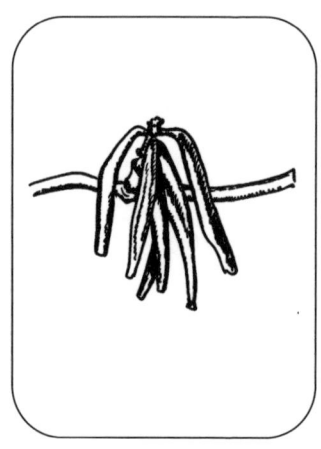

Vanille ist die Kapselfrucht (Schote) einer in Mittel- und Südamerika beheimateten Orchideenart. Der weitaus größte Teil der Weltproduktion kommt jedoch von der Insel Madagaskar, Reunion und den Komoren.

Das charakteristische, süße Vanillearoma, das von dem in den Kapseln in sehr geringen Mengen (2–3%) vorkommenden Vanillin erzeugt wird, entfaltet sich erst durch den auf Wasserdampfbasis angewendeten Fermentationsprozeß.

Wirkungsweise

Vanille dient in erster Linie zum Aromatisieren von Süßigkeiten wie Schokolade, Bonbons, Pudding und Eiscremes. Die große Beliebtheit dieser *Sweets* ist nicht nur auf den großen Anteil Zucker zurückzuführen, sondern auch auf das charakteristische Vanillearoma. Das allgemein bekannte, süße und warme Aroma der Vanille scheint eine beruhigende und besänftigende Wirkung auf den Organismus zu haben. Nicht umsonst dienen Süßigkeiten häufig als kleines *Trostpflaster* gegen den alltäglichen Frust. Aufgrund der verheerenden Wirkungen des Zuckers ist es aus ernährungsphysiologischen Gründen jedoch empfehlenswerter, das Bedürfnis nach Vanille über die Duftlampe zu befriedigen.

Vetiver

Vetiveria zizanoides

Familie
Graminaceae – Familie der Süßgräser
Standort
Asien, Südamerika
Essenz
Wasserdampfdestillation aus den Wurzeln
Hauptwirkstoff
Vetiveron
Ölgehalt
etwa 2%
Charakteristika
entspannend, aufbauend

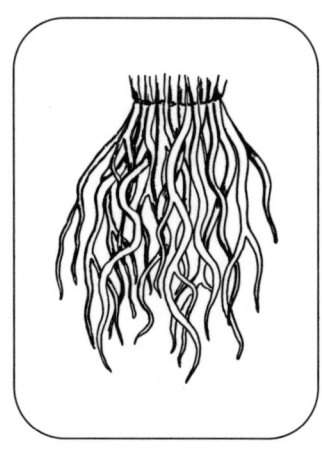

Vetiver wird aus den getrockneten Wurzeln eines tropischen Süßgrases gewonnen und hat einen stark erdigen, etwas modrigen Geruch, der nicht jedem gefällt. Während einige Menschen auf das zähflüssige, rötlich-braune Öl schwören, wird es von mindestens ebenso vielen als unangenehm empfunden.

Doch unabhängig vom individuellen Duftempfinden verströmt Vetiver eine warme, wohlige Atmosphäre. Unterschiede im Duft und Geruch sind bei Vetiver allerdings keine Seltenheit und primär auf die unterschiedliche Herkunft zurückzuführen.

Wirkungsweise

Vetiver hat in der Duftlampe eine entspannende Wirkung auf die Nerven. Es stärkt bei Erschöpfungszuständen, wirkt regenerierend nach Krankheiten und hat eine aufhellende, antidepressive Eigenschaft. Die Vetiver-Essenz beinhaltet auch eine sinnliche Komponente, die nicht selten als aphrodisierend empfunden wird.

Vetiver mischt sich gut mit Lemongras, Orange, Rose, Tonka und Ylang Ylang.

Wacholder

Juniperus communis

Familie
Cupressaceae – Familie der Zypressengewächse
Standort
Europa, Mittelmeergebiet, Asien
Essenz
Wasserdampfdestillation aus den Beeren
oder dem Holz
Hauptwirkstoffe
Pinen, Sabinen, Camphen
Ölgehalt
etwa 3%
Charakteristika
entzündungshemmend, magenstärkend,
belebend

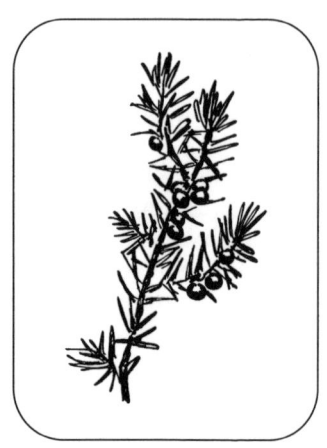

Wacholder zählt zu den ältesten und beliebtesten Heilpflanzen. Ähnlich dem Holunder ist er von einem sagenhaften Mythos umgeben, der sich durch die ganze Geschichte zieht. Schon in der Antike wurde das aromatische Wacholderholz für kultische und desinfizierende Räucherungen verwendet. Bei Epidemien wurden ganze Berge Wacholderholz verbrannt. Für die alten Germanen war es heilig und galt als Abwehrmittel gegen böse Geister und Dämonen. Der Glaube und das Wissen um die Heilkraft des Wacholders ist bis Anfang dieses Jahrhunderts erhalten geblieben und insbesondere bei der ländlichen Bevölkerung tief verwurzelt gewesen.

Pflanzenaufbau

Der Wacholder ist in seiner Gestalt, Größe und Wuchs sehr unterschiedlich und – je nach Standort – sehr anpassungsfähig. Während er als Zwergstrauch nur etwa 50 cm hoch wird, erreicht er als Busch eine Höhe von bis zu 4 m und als Baum sogar 7 m.

Wacholder wurde über Jahrhunderte als *lebende* Hausapotheke geschätzt und zierte viele Bauerngärten. In unserer Region ist heute noch die Lüneburger Heide die Landschaft mit den meisten Wacholdervorkommen.

Wirkungsweise

In der Volksmedizin werden alle Pflanzenteile des Wacholders verwendet: die Nadeln und Triebspitzen, das Wacholderholz und das daraus gewonnene *Kadeöl*, die Beeren und das daraus gewonnene Wacholderbeeröl. In der Aromatherapie findet hauptsächlich das ätherische Öl aus den Wacholderbeeren Verwendung. Es hat eine antiseptische, krampflösende und harntreibende Wirkung. Aufgrund dieser Eigenschaften wurde es schon im Altertum gegen Cholera, Typhus und Ruhr eingesetzt. Heute wird es mit Erfolg bei der Behandlung von rheumatischen Beschwerden und Gicht verwendet. Wacholderbeeröl ist kreislaufanregend und hat zudem eine blutreinigende Wirkung, die sowohl bei innerlichen Erkrankungen als auch bei Hautentzündungen sehr hilfreich sein kann.

Eigenschaften in der Duftlampe

erwärmend	bei Kältegefühlen, Angst,
anregend	Erschöpfung, Schlaffheit,
aufbauend	Schwächezuständen
entzündungshemmend	bei Husten, Heiserkeit,
schleimlösend	Bronchitis, Erkältung,
krampflösend	Kopfschmerzen

Die Wacholderbeer-Essenz hat einen wohlriechenden, würzig aromatischen Duft, der erwärmend und aufbauend wirkt.

Weitere Anwendungsbeispiele

äußerlich: Die Essenz in Verdünnung mit fettem Öl bei allen rheumatischen Beschwerden, Gicht, Hautentzündungen, Muskelkater und Krampfadern; für Sitzbäder und Massagen bei schmerzhafter Menstruation, Magenkrämpfen.

innerlich: als Tee oder Essenz: 1–2 Tropfen auf 1 Teelöffel Honig in $^1/_2$ Tasse Wasser gelöst 1–2 x täglich.

Vorsicht: Sparsam dosieren! Nicht bei Nierenschwäche, akuten Nierenerkrankungen und Schwangerschaft verwenden!

Weihrauch (Olibanum) ────────────
Boswellia thurifera

Familie
Burseraceae – Familie der Balsambaumgewächse
Standort
Vorderasien, Afrika
Essenz
Alkoholauszug / Wasserdampfdestillation
aus dem Harz
Hauptwirkstoffe
Pinen, Dipenten, Olibanol
Ölgehalt
etwa 6%
Charakteristika
antiseptisch, wundheilend

Aus den Harzen von Myrrhe und Weihrauch wurden vor etwa 5000 Jahren die ersten Räuchermischungen zubereitet. Der Weihrauch hatte für die Bevölkerung Arabiens eine ähnliche Bedeutung wie der Wacholder für unsere Vorfahren: mit dem aus Weihrauch hergestellten Räucherwerk wurden böse Geister aus Krankenzimmern vertrieben und mit der Essenz die Toten einbalsamiert. So galt Weihrauch lange Zeit als Inbegriff für Räucherwerk.

Pflanzenaufbau
Gummiharzhaltiger, kleiner Baum; Gewinnung der Essenz erfolgt durch Einritzen bzw. Einkerben der Rinde. Das Harz tropft jedoch auch allein an natürlichen Rissen hervor. Die Gewinnung der Essenz erfolgt entweder durch Alkoholauszug oder Wasserdampfdestillation aus dem Harz.

Wirkungsweise
Die Haupteigenschaft des Weihrauch ist zweifellos seine antiseptische, desinfizierende Wirkung, die bei allen Entzündungen der Atemwege angezeigt ist. Bei chronischer Bronchitis, Hustenanfällen, Hals- und Rachenkatarrh ist er eine der wirksamsten Essenzen. Er wird aber auch mit Erfolg bei der Behandlung von Magen-Darminfektionen, Gonor-

rhöe, Entzündungen der Blase sowie der Harnwege eingesetzt. Weihrauch ist verdauungsfördernd, hilft nach übermäßigem Essen und saurem Aufstoßen. Äußerlich ist es ein gutes Antiseptikum bei Wunden und Geschwüren.

Eigenschaften in der Duftlampe

beruhigend	bei Nervosität, nach innerer
bewußtseinswirksam	Aufregung, zur Meditation
entzündungshemmend	bei allen Erkrankungen der
schleimlösend	Atemwege, Hals- und Rachen-
krampflösend	katarrh, Hustenanfällen

Die Weihrauch-Essenz hat einen würzig holzigen Duft, der eine Schwingung verströmt, mit der unweigerlich Assoziationen an uralte Zeiten aufkommen, als das Leben der Menschheit noch unkompliziert, harmonisch und im Einklang mit der Natur war. Weihrauch weckt das verborgene, schlummernde Wissen in uns um die Einheit alles Seienden. Es öffnet uns für die universelle Energie und hilft, sich dem Lauf des Lebens hinzugeben und nicht ständig dagegen anzukämpfen.
Weihrauch harmoniert gut mit Myrrhe, Orange, Zitrone, Lemongras, Muskatellersalbei und Lavendel.

Weitere Anwendungsbeispiele

äußerlich: für Inhalationen bei Asthma, chronischer Bronchitis, Stirnhöhlenvereiterung, Hustenanfällen, Hals- und Rachenentzündung; bei entzündetem Zahnfleisch und schlechtem Atem kann mit verdünnter Essenz gegurgelt werden; in Gesichtsmasken, Cremes, Haut- und Massageölen wirkt es aufgrund seiner zusammenziehenden Eigenschaft straffend und pflegend; Einreibungen bei Erkältungen wirken schmerzstillend und krampflösend.

Ylang Ylang

Cananga odorata

Familie
Anonaceae – Familie der Anemonengewächse
Standort
Indien, Südostasien, Madagaskar, Komoren
Essenz
Wasserdampfdestillation aus den Blüten
Hauptwirkstoffe
Linalool, Linalybenzoat, Geraniol
Ölgehalt
etwa 2%
Charakteristika
entkrampfend, aphrodisierend

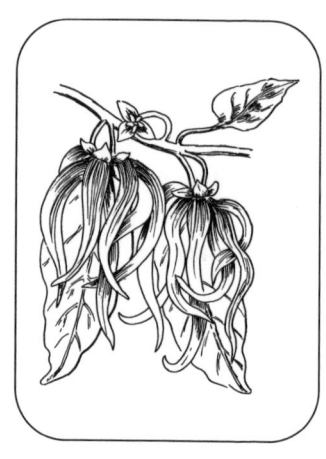

Das Wort *Ylang Ylang* stammt aus dem Malaysischen und bedeutet *Blume der Blumen*. Es bezeichnet jedoch keine Blume, sondern einen Baum mit großen, blumenartigen Blüten, die einen faszinierenden, betörenden Duft verströmen.

Pflanzenaufbau

Der Ylang Ylang-Baum wird bis zu 20 m hoch, hat etwas hängende Äste und bis zu 20 cm lange, gelbe Blüten. Er ist auf den Philippinen, Java und Sumatra beheimatet, wird aber heute auch auf Madagaskar und den Komoren kultiviert. Das philippinische *Manila*-Öl zählt aber heute noch zu den besten und aromatischsten.

Wirkungsweise

Ylang Ylang wirkt antiseptisch, entzündungshemmend und blutdrucksenkend. Seine Haupteigenschaften liegen jedoch im psychisch-emotionalen Bereich. Es wirkt beruhigend und entspannend, aber zugleich aufhellend und leicht euphorisierend. Ähnlich wie Jasmin, Rose und Sandelholz hat es eine stark erotisierende Wirkung. Es wird mit Erfolg bei Frigidität und Impotenz eingesetzt.

Eigenschaften in der Duftlampe

entspannend	bei innerer Unruhe,
ausgleichend	Angstzuständen, Zorn,
aphrodisierend	Lustlosigkeit
beruhigend	nervösen Verspannungen
blutdrucksenkend	und Herzbeschwerden

Die Ylang Ylang-Essenz hat einen blumig süßen, sehr erregenden Duft, der in der Duftlampe sehr dominant ist und sich lange hält. Er wirkt blutdrucksenkend und vermag innere Unruhe und Spannungen aufzulösen. Ylang Ylang bringt alles in Einklang, was aus dem Gleichgewicht geraten ist und öffnet unsere Sinne für die Erotik und alles Schöne im Leben.

Ylang Ylang braucht nicht gemischt zu werden, bekommt aber zusammen mit Zitrusölen eine spritzige Komponente.

Weitere Anwendungsbeispiele

äußerlich: Ylang Ylang hat auch eine hautpflegende Eigenschaft. Verdünnt mit fettem Öl wirkt es allgemein feuchtigkeitsspendend und entzündungshemmend bei empfindlicher Haut. Es eignet sich gut für aphrodisierende Massage-Öle und entspannende Bäder.

innerlich: 1–2 Tropfen Essenz auf 1 Teelöffel Honig in 1 Tasse Wasser gelöst, 2–3 x täglich.

Ylang Ylang auch in der Duftlampe immer sparsam dosieren. Zu hohe Dosierungen können Kopfschmerzen und Übelkeit bewirken.

Zeder

Juniperus virginiana

Familie
Cupressaceae – Familie der Zypressengewächse
Standort
Mittelmeergebiet, Nordamerika
Essenz
Wasserdampfdestillation aus dem Holz
Hauptwirkstoffe
Cedren, Cedrol, Cedranol, Terpene
Ölgehalt
etwa 3%
Charakteristika
stärkend, entzündungshemmend,
beruhigend

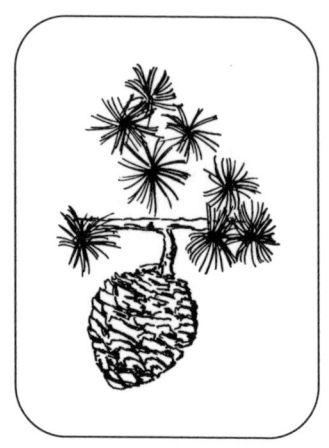

Die ursprüngliche Zeder *Cedrus libani,* die auch schon in den heiligen
Schriften lobenswert erwähnt wird, ist so gut wie ausgestorben. Der
charakteristische Zedernholz-Duft war bereits in der Antike so beliebt,
daß der Baumbestand schon damals drastisch reduziert wurde. Aus
dem edlen Zedernholz wurden nicht nur Schmuck und Altäre gebaut,
sondern auch Möbel und ganze Tempel. Die Ägypter bauten sogar
Schiffe daraus. Heute stehen im arabisch-libanesischen Raum nur noch
einige wenige der über 2000 Jahre alten Bäume. Für die Ölgewinnung
dienen zwei unterschiedliche Zedernarten, die mit der gewaltigen
Libanon-Zeder nicht vergleichbar sind.

Pflanzenaufbau

Im Handel sind zwei Zedernholzöle erhältlich. Das eine stammt von
der in Marokko und Nordafrika wachsenden *Cedrus atlantica,* der sogenannten Atlaszeder. Das andere Öl wird aus der vorwiegend in Nordamerika wachsenden roten Zeder *Juniperus virginia* gewonnen, die zu
den Zypressengewächsen gezählt wird.
Zedern wachsen bevorzugt in gebirgigen Höhen zwischen 1000 und
2000 m Höhe und können bis zu 30 m hoch werden. Die Zeder ist ein
sehr majestätischer Baum mit ausladenden Ästen und großen Zapfen.

Wirkungsweise

Zedernholzöl hat eine entzündungshemmende Eigenschaft, die besonders positiv auf die Schleimhäute wirkt. Erkrankungen der Atemorgane wie Husten und chronische Bronchitis können genauso erfolgreich behandelt werden wie Entzündungen der ableitenden Harnwege, insbesondere Nieren- und Blasenkatarrh.

Eigenschaften in der Duftlampe

stärkend	bei Schwächezuständen,
aufbauend	mangelndem Selbstbewußtsein,
besänftigend	Angst, Zorn, Ärger
entzündungshemmend	bei Erkrankungen der Atemwege,
schleimlösend	Husten, Schnupfen, Heiserkeit
krampflösend	nervösen Verspannungen

Zedernholzöl hat einen charakteristischen, holzig warmen Duft, der sehr lange anhält und bei allgemeinen Schwächezuständen aufbauend und stärkend wirkt.
Bei Entzündungen der Atemwege, hartnäckigem Husten, Heiserkeit und Bronchitis hat es eine wohltuende, krampflösende Wirkung.
Zeder harmoniert gut mit Bergamotte, Jasmin, Rosmarin und Zypresse.

Weitere Anwendungsbeispiele

äußerlich: für Inhalationen bei Entzündungen der Atemwege; in Verdünnung mit fettem Öl bei Entzündungen, Ausschlägen und Reizungen der Haut; als Kompresse bei schmerzenden Nieren- und Blasenleiden; Zedernholz hat eine entgiftende und stärkende Wirkung auf die Kopfhaut.
Zeder eignet sich besonders im Sommer gut zur Vertreibung aufdringlicher Insekten.

Vorsicht: Nicht bei Schwangerschaft verwenden!

Zimt

Cinnamomum ceylanicum

Familie
Lauraceae – Familie der Lorbeergewächse
Standort
Sri Lanka (Ceylon)
Essenz
*Wasserdampfdestillation aus der Rinde
oder den Blättern*
Hauptwirkstoffe
Zimtaldehyde, Eugenol
Ölgehalt
etwa 1%
Charakteristika
erwärmend, antiseptisch, krampflösend

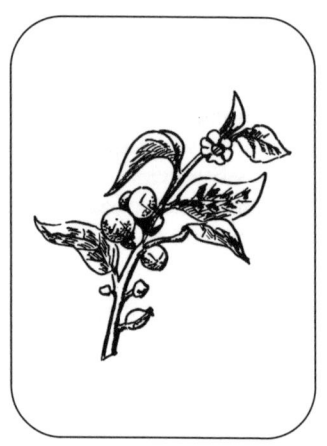

Zimt ist eines der ältesten und am häufigsten verwendeten Gewürze. Einigen Überlieferungen zufolge wurde Zimt bereits eineinhalb Jahrtausende vor Christus von den Ägyptern als Räucherwerk für kultische Sitzungen verwendet.

Pflanzenaufbau

Der Zimtbaum ist ein auf Sri Lanka beheimateter, immergrüner Baum, der bis zu 10 m hoch werden kann. Heute wird Zimt auch in anderen asiatischen Ländern wie China und Indien kultiviert. Der bekannte Ceylon-Zimt ist jedoch nach wie vor die beste Sorte.
Aus Zimt werden zwei unterschiedliche ätherische Öle gewonnen: Das eine wird aus der Rinde (Zimtrindenöl) und das andere aus den Blättern (Zimtblätteröl) gewonnen. Diese beiden Öle unterscheiden sich nicht nur in Art und Zusammensetzung ihrer Inhaltsstoffe, sondern auch in ihrem Duft und ihrer Wirkungsweise. Während in dem Zimtrindenöl die Hauptinhaltsstoffe *Zimtaldehyde* fast 80% und *Eugenol* etwa 5% betragen, ist das Verhältnis im Zimtblätteröl ziemlich genau umgekehrt. Das wesentlich billigere Zimtblätteröl eignet sich zwar für Massage-Öle und als Badezusatz, hat aber nicht den angenehm charakteristischen Zimtduft.

Wirkungsweise

Zimtrindenöl hat eine durchwärmende, Herz- und Kreislauf anregende Wirkung. Es hat eine stark antiseptische Eigenschaft, die Typhus-Erreger noch in hohen Verdünnungen abtötet. Zimtrindenöl wirkt auch zusammenziehend und krampflösend, ist von daher verdauungsfördernd und magenstärkend.

Eigenschaften in der Duftlampe

stimulierend	bei Schwächezuständen,
erwärmend	Gefühlskälte, Frösteln
entzündungshemmend	bei Grippe, Erkältung,
entkrampfend	krampfhaften Herzbeschwerden

Zimtrindenöl hat einen angenehm warmen, süßen Duft, der in der Duftlampe eine wohlige Atmosphäre schafft und sowohl bei innerer als auch bei äußerer Kälte durchwärmend wirkt. Es hat jedoch bei sparsamer Dosierung auch eine stimulierende Eigenschaft, die bei allgemeinen Schwächezuständen sehr nützlich sein kann. Zudem hat Zimtrinde eine leicht sinnlich anregende Wirkung.
Bei Grippe und Erkältungskrankheiten aller Art können ihre entzündungshemmende und krampflösende Eigenschaft schnell Linderung bewirken.
Zimtrinde harmoniert gut mit Bergamotte, Jasmin, Lemongras, Sandelholz und Ylang Ylang.

Weitere Anwendungsbeispiele

äußerlich: für entspannende Bäder, Massagen und Kompressen bei krampfartigen Magenbeschwerden, Verdauungsstörungen, Grippe, Erkältung und schmerzhafter Menstruation.

innerlich: bei Bedarf 1–2 Tropfen Essenz auf 1 Teelöffel Honig in 1 Tasse Wasser gelöst, 1–2 x täglich.

Auch in der Duftlampe sparsam dosieren! Überdosierungen können Müdigkeit und Kopfschmerzen bewirken!

Zitrone

Citrus limonum

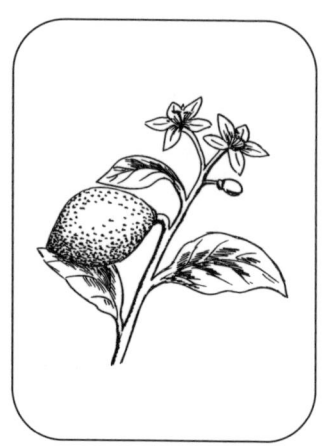

Familie
Rutaceae – Familie der Rautengewächse
Standort
Mittelmeergebiet, Südamerika, Asien
Essenz
Kaltpressung aus den Fruchtschalen
Hauptwirkstoffe
Terpene, Citral
Ölgehalt
etwa 1%
Charakteristika
erfrischend, belebend, antiseptisch

Der Zitronenbaum stammt vermutlich aus Indien, von wo er im ersten Jahrhundert n. Chr. nach Südeuropa gebracht wurde. Heute wird er im ganzen Mittelmeergebiet kultiviert.

Pflanzenaufbau

Der Zitronenbaum ist ein kleiner, immergrüner Baum, der etwa 5 m hoch wird. Er blüht fast ganzjährig und trägt ständig Früchte in unterschiedlichen Reifestadien. Die dunkelgrünen Blätter sind glatt und lanzettförmig.

Wirkungsweise

Eine der Haupteigenschaften des Zitronenöls ist seine enorme antiseptische und bakterizide Wirkung, die es zu einem hervorragenden Therapeutikum bei allen Infektionskrankheiten macht. Wie die beiden französischen Professoren Morel und Rochaix bereits in den zwanziger Jahren nachgewiesen haben, hat die Zitronen-Essenz eine so starke bakterienbekämpfende Wirkung, daß sie in weniger als fünfzehn Minuten den *Menningokokkus,* innerhalb einer Stunde die *Eberth-Bakterien* und innerhalb von zwei Stunden den *Staphylokokkus* zerstören. Schon allein der Saft einer Zitrone kann abgestandenes Wasser und nicht mehr ganz frische Lebensmittel wieder genießbar machen.

Zitronen-Essenz dient nicht nur als Zusatzstoff für zahlreiche Reinigungsmittel, für welche sie allerdings in synthetischer Form zugesetzt wird, sondern sie wird in der Duftlampe oder im Diffusionsgerät auch immer mehr zur Desinfektion von Krankenzimmern und Warteräumen von Arztpraxen eingesetzt.

Eigenschaften in der Duftlampe

erfrischend	bei Schwächezuständen,
belebend	Niedergeschlagenheit
entzündungshemmend	bei Halsentzündung, Erkältung
stärkend	auf die körpereigenen Abwehrkräfte

Zitronenöl hat einen äußerst frischen Duft, der aufgrund seiner kurzen Frequenz in der Duftlampe schnell eine belebende, aufbauende und aufmunternde Wirkung erzeugt, die besonders bei allgemeinen Schwächezuständen und Niedergeschlagenheit angezeigt ist. Zitrone bewegt sich sowohl vom Duft als auch von der Wirkung zwischen Limette und Lemongras und ist das ideale Mittel für konzentriertes Arbeiten am Schreibtisch.

Weitere Anwendungsbeispiele

äußerlich: für erfrischende Körper- und Massage-Öle, Duschgels und Bäder. Zitrone hat auch auf die Haut eine entzündungshemmende Eigenschaft und ist besonders bei unreiner, fettiger Haut empfehlenswert. Insektenstiche können mit einer Scheibe Zitrone beträufelt werden. Bei Nasenbluten bringt ein mit Zitronensaft beträufeltes Wattestäbchen schnell Abhilfe; bei Schnupfen und Stirnhöhlenvereiterung werden einige Tropfen in das entsprechende Nasenloch getropft. Bei Halsentzündungen kann mit dem Saft einer frischen Zitrone, auf 1 Tasse warmem Wasser, gegurgelt werden.

innerlich: Zitronensaft, mit Wasser verdünnt, hilft auch bei übersäuertem Magen, Erkältungskrankheiten und zu deren Vorbeugung sowie bei vielen Infektionskrankheiten.

Zypresse _____

Cupressus sempervirens

Familie
Cupressaceae – Familie der Zypressengewächse
Standort
Mittelmeergebiet
Essenz
*Wasserdampfdestillation aus den Blättern
und Zweigspitzen*
Hauptwirkstoffe
Terpene, Cedrol
Ölgehalt
etwa 1%
Charakteristika
*antiseptisch, krampflösend,
konzentrationsfördernd*

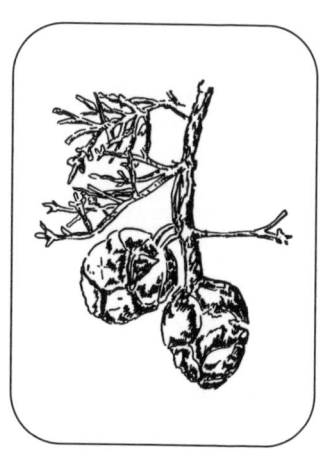

Die Zypresse ist der charakteristische Baum, welcher der alten Kultur-
landschaft des Mittelmeeres sein typisches Erscheinungsbild verleiht.
Durch ihren senkrechten, konischen Wuchs haben sie in der relativ
kargen Landschaft eine erhabene, anmutige Ausstrahlung, die schon
Maler vergangener Zeiten wie Van Gogh so stark beeindruckten, daß
sie in zahlreichen Bildern als stimmungsprägende Motive dienten. Bei
uns sind Zypressen in größerer Ansammlung auf Friedhöfen anzutreffen, was vermutlich damit zusammenhängt, daß die alten Ägypter sie
als Symbol für das Weiterleben nach dem Tode ihren Göttern des Todes
weihten.

Pflanzenaufbau

Die Zypresse ist ein schlanker, immergrüner Baum, der etwa 25 m
hoch wird. Sie hat einen aufrechten, kegelförmigen Wuchs und bildet
kleine Zapfen oder Nüsse aus. Für die Ölgewinnung werden sowohl
die nadelähnlichen Blätter als auch die Zapfen und Zweigspitzen verwendet.

Wirkungsweise

Die Zypressen-Essenz hat neben ihrer antiseptischen, krampflösenden
Eigenschaft auch eine stark zusammenziehende und blutstillende Wir-

kung. Sie ist von daher bei allen Erkrankungen, die mit Blutungen verbunden sind, wie Bluthusten oder Blutverlust außerhalb der normalen Menstruation, angezeigt.

Eigenschaften in der Duftlampe

anregend	bei Schwäche,
konzentrationsfördernd	innerer Unruhe
entzündungshemmend	bei Entzündungen der Atemwege,
schleimlösend	Erkältung, Schnupfen,
krampfstillend	Hustenanfällen, Keuchhusten

Zypressenöl hat einen holzigen, würzig warmen Duft, der bei allgemeinen Schwächezuständen anregend und antreibend wirkt. Zypresse ist immer gut für einen Stimmungsumschwung, zum Beispiel um aus einer Niedergeschlagenheit heraus wieder aktiv zu werden. Sie löst innere Unruhe und lenkt die Energie dahin, wo sie benötigt wird. Von daher eignet sie sich gut für konzentriertes Arbeiten.
Bei Entzündungen der Atemwege wirkt Zypresse entzündungshemmend, bei Schnupfen und Erkältung schleimlösend. Bei krampfartigen Hustenanfällen und Keuchhusten hat sie eine krampf- und schmerzstillende Wirkung. Im Sommer in die Duftlampe gegeben, vertreibt Zypresse aufdringliche Insekten.
Zypresse harmoniert gut mit Bergamotte, Lavendel, Limette, Muskatellersalbei und Orange.

Weitere Anwendungsbeispiele

äußerlich: in Verdünnung zur Hautpflege bei fettiger Haut, für desinfizierende, deodorierende Aftershaves; für Fußbäder zur Reduzierung der Schweißabsonderung. Bei Asthmaanfällen können bereits 1–2 Tropfen Essenz auf ein Taschentuch getropft und inhaliert, Erleichterung bringen.

innerlich: 1–2 Tropfen Essenz auf 1 Teelöffel Honig in 1 Tasse Wasser gelöst, 2–3 x täglich bei Entzündungen der Atemwege, Husten und Bronchitis.

Therapeutischer Index _____

Abszeß:	Bohnenkraut, Kamille, Lavendel, Nelke
Abwehrschwäche:	Angelika, Eukalyptus, Kalmus, Muskatellersalbei, Thymian
Akne:	Bergamotte, Eukalyptus, Kamille, Wacholder
Angstzustände:	Angelika, Melisse, Orange, Neroli, Sandelholz, Ylang Ylang, Zeder
Aphrodisierend:	Ingwer, Jasmin, Kalmus, Rose, Rosenholz, Sandelholz, Ylang Ylang
Arthritis:	Eukalyptus, Kampfer, Wacholder
Asthma:	Benzoe, Cajeput, Eukalyptus, Melisse, Lavendel
Blähungen:	Anis, Dill, Fenchel, Kamille, Majoran
Blasenentzündung:	Bergamotte, Cistrose, Myrte, Schafgarbe, Zeder
Bronchitis:	Anis, Basilikum, Eukalyptus, Fenchel, Thymian
Darmkoliken:	Angelika, Basilikum, Melisse, Lavendel
Depressionen:	Bergamotte, Geranie, Neroli, Rose, Ylang Ylang
Durchblutungs-	
störungen:	Kampfer, Rosmarin, Thymian, Zimt
Durchfall:	Bohnenkraut, Kalmus, Kamille, Lavendel, Myrrhe, Rosmarin, Zypresse
Erkältung:	Eukalyptus, Ingwer, Kamille, Kiefer, Lavendel, Pfefferminze, Thymian
Erschöpfung:	Angelika, Bergamotte, Lemongras, Muskatellersalbei, Rose
Fieber:	Bergamotte, Kamille, Melisse, Zitrone
Gicht:	Benzoe, Cajeput, Kampfer, Wacholder
Grippaler Infekt:	Eukalyptus, Kiefer, Kamille, Lavendel, Niaouli, Pfefferminze, Thymian, Zypresse
Halsentzündung:	Cajeput, Eukalyptus, Myrrhe, Niaouli, Salbei
Hämorrhoiden:	Myrte, Zypresse
Harnröhren-	
entzündung:	Cajeput, Niaouli, Wacholder
Herzklopfen:	Anis, Eisenkraut, Lavendel, Melisse, Neroli
Herzschwäche:	Angelika, Kampfer
Husten:	Anis, Benzoe, Fenchel, Niaouli, Thymian
Infektion:	
der Atemwege:	Cajeput, Eukalyptus, Kampfer, Niaouli, Thymian
Insektenstiche:	Melisse, Tea Tree, Zitrone

Konzentrations- *schwäche:*	Basilikum, Minze, Rosmarin, Thymian, Zitrone
Kopfschmerzen:	Lavendel, Melisse, Rose, Ylang Ylang
Kreislauf:	Blutdruck senkend: Lavendel, Melisse, Ylang Ylang Blutdruck erhöhend: Lemongras, Rosmarin, Zitrone
Lymphfluß:	*anregend:* Kampfer, Knoblauch, Thymian, Wacholder
Magenbeschwerden, *nervöse:*	Basilikum, Kalmus, Lavendel, Melisse
Magenstärkend:	Anis, Basilikum, Kalmus, Rosmarin, Thymian
Menstruation:	*fördernd:* Basilikum, Muskatellersalbei, Thymian, Wacholder *schmerzstillend:* Bergamotte, Kamille, Schafgarbe
Migräne:	Kamille, Lavendel, Melisse, Rose
Mundschleim- *hautentzündung:*	Kamille, Minze, Myrrhe, Salbei
Muskelkater:	Birke, Kiefer, Majoran, Rosmarin
Muskelschmerzen:	Birke, Eukalyptus, Kiefer, Ingwer, Wacholder
Nervenentzündung:	Lavendel, Melisse, Neroli, Rose
Nervosität:	Geranie, Jasmin, Lavendel, Majoran, Melisse, Orange, Neroli, Rose, Rosenholz, Ylang Ylang
Nierenentzündung:	Kamille, Melisse *harntreibend:* Eukalyptus, Fenchel, Rosmarin, Salbei, Thymian
Ohrenschmerzen:	Kamille, Lavendel, Zypresse (mit Wattestäbchen verdünnt auftragen)
Prämenstruelles *Syndrom:*	Kamille, Neroli, Muskatellersalbei, Ylang Ylang
Psoriasis:	Bergamotte, Cajeput, Cistrose, Oregano
Rheuma:	Birke, Benzoe, Cajeput, Eukalyptus, Kampfer, Niaouli, Thymian, Wacholder
Schlaflosigkeit:	Kamille, Lavendel, Melisse, Ylang Ylang
Schluckauf:	Anis, Dill, Fenchel
Stirnhöhlen- *infektion:*	Cajeput, Eukalyptus, Niaouli, Pfefferminze
Verbrennungen:	Lavendel
Zahnschmerzen:	Cajeput, Kampfer, Nelke, Pfefferminze, Zypresse

Duftende Kräuter- und Blütenbäder ___

Bäder und Dampfbäder sind keine Erfindung unserer Zeit, sondern ein uraltes Brauchtum der Menschheit zur äußeren und inneren Reinigung. Ein frisches Kräuter- oder Blütenbad ist mit die schönste Art, sich zu entspannen, zu regenerieren oder zu erfrischen. Während die Japaner diese Tradition noch heute pflegen und in großen Wannen mit der ganzen Familie zusammen baden, hat bei uns die schnelle Dusche das wohltuende Bad verdrängt.

Die ätherischen Öle bieten auf einzigartige Weise die Möglichkeit, eine Vielzahl unterschiedlich duftender und wirkender Bäder selbst aufzubereiten, daß vielleicht auch Sie davon motiviert werden. Die Auswahl und Zusammenstellung der einzelnen Essenzen können Sie ganz nach Belieben selbst bestimmen. So können Sie sich ganz nach Lust und Laune und ohne großen Aufwand Ihr Lieblingsbad, daß zudem noch frei von jeglichen synthetischen Hilfsstoffen ist, selbst kreieren.

Da sich ätherische Öle nicht mit Wasser verbinden, müssen sie vorher in einem Trägerstoff aufgelöst werden. Hierfür eignen sich am besten Honig, Milch, Sahne, Meersalz und Kleie. Für ein Vollbad Ihrer Wahl benötigen Sie 12–15 Tropfen der entsprechenden Essenz auf 3 Eßlöffel eines der Trägerstoffe. Ein entspannendes Latschenkiefer- oder Lavendel-Honigbad, die sich beide auch besonders bei Erkältungen anbieten, könnten zum Beispiel wie folgt aussehen:

Latschenkiefer-Honigbad:
3 Eßlöffel Akazienhonig
12–15 Tropfen Latschenkiefernöl

Lavendel-Honigbad:
3 Eßlöffel Akazienhonig
12–15 Tropfen Lavendelöl

Natürlich können Sie auch verschiedene Essenzen mit ähnlichen Eigenschaften nach Belieben miteinander mischen. Ein kräftigendes, erfrischendes Salzbad oder ein aphrodisierendes exotisches Milchbad könnten beispielsweise wie folgt zusammengestellt werden:

Erfrischungs-Salzbad:
3 gehäufte Eßlöffel Meersalz
5 Tropfen Zitronenöl
5 Tropfen Lemongrasöl
3 Tropfen Rosmarinöl

Exotisches-Milchbad:
3 Eßlöffel Vollmilch
5 Tropfen Sandelholzöl
4 Tropfen Ylang Ylangöl
3 Tropfen Zimtöl
2 Tropfen Ingweröl

Ihr persönlich bevorzugtes Mischungsverhältnis finden Sie leicht selbst heraus. Sie können dabei auch nichts falsch machen, wenn Sie immer beachten, nicht mehr als 15 Tropfen Essenz für ein Vollbad zu verwenden und keine unverträglichen bzw. von der Wirkungsweise allzu konträre Öle miteinander zu mischen.

Bedenken Sie auch, daß kurze heiße Bäder (5–10 Minuten, bei 38–40°C) in der Regel anregend wirken, während längere, warme Bäder (etwa 20 Minuten, bei 32–38°C) in der Regel als Heilbad angewendet werden. Um die wohltuende, leicht ermüdende Wirkung zu intensivieren, sollten sie vorzugsweise abends vor dem Zubettgehen genommen werden. Die maximale Badedauer sollte jedoch nicht länger als 20–25 Minuten betragen!

Wohltuende Dampfbäder
(Inhalation)

Dampfbäder oder Inhalationen haben eine mindestens ebenso alte Tradition wie Kräuter- und Blütenbäder. Sie zählen zu den einfachsten und wirksamsten Mitteln, die in den Volksheilkunden vieler Länder besonders für Erkältungskrankheiten mit Heiserkeit, Verschleimung und hartnäckigem Husten empfohlen werden. Sie sind ebenfalls einfach und schnell zuzubereiten.

Für ein Dampfbad geben Sie je nach Intensität des Öls 3–5 Tropfen der Essenz in eine Schale und gießen etwa zwei Liter abgekochtes, heißes Wasser darüber. Überprüfen Sie, ob der Dampf nicht zu heiß ist. Er sollte zwar heiß aber dennoch angenehm sein. Nun hängen Sie sich ein großes Handtuch so über den Kopf, daß es über den Schüsselrand reicht. Schließen Sie die Augen und inhalieren Sie den heißen Dampf. Entspannen Sie sich dabei und lenken Ihre Gedanken auf die heilende, wohltuende Kraft der Düfte.

Die Inhalation sollte etwa fünf Minuten betragen. Sie kann in akuten Fällen zwei- bis dreimal täglich wiederholt werden.

Folgende Essenzen eignen sich für Dampfbäder besonders gut: Angelika, Basilikum, Eukalyptus, Fichtennadel, Kamille, Kiefernnadel, Latschenkiefer, Lemongras, Myrrhe, Niaouli, Thymian, Wacholder, Zeder, Zitrone.

Bei Thymianöl sollte aufgrund möglicher Reizerscheinungen pro Inhalation nur ein Tropfen verwendet werden!

Erkältungs-Dampfbad	*Grippe-Dampfbad:*
2 Tropfen Eukalyptusöl	3 Tropfen Wacholderbeeröl
2 Tropfen Latschenkiefernöl	1 Tropfen Myrrhenöl
oder Kiefernnadelöl	1 Tropfen Lemongrasöl oder
1 Tropfen Kamillenöl	Zitronenöl

Weitere Mischungen können Sie Ihrem Bedürfnis bzw. Ihrer Erkrankung entsprechend individuell zusammenstellen. Sie können natürlich auch nur ein Öl wie beispielsweise Eukalyptus, Kiefernnadel, Kamille oder Wacholder verwenden.

Körper- und Massage-Öle

Die Zubereitung natürlicher Körper- und Massage-Öle, die frei von jeglichen synthetischen Hilfsstoffen sind, ist längst kein Geheimnis mehr. Sie benötigen neben einigen ätherischen Ölen nur ein fettes Basisöl, das Sie nach Belieben und Ihrem Hauttyp entsprechend selbst auswählen. Sie können sogar sofort damit beginnen, wenn Sie etwas kaltgepreßtes, unraffiniertes Oliven- oder Sonnenblumenöl im Haus haben.

Zu Anfang empfiehlt es sich, daß Sie nur 2–3 Eßlöffel fettes Öl in ein leeres Honigglas geben, etwa 5 Tropfen der gewünschten Essenz dazugeben und dies miteinander mischen. Sobald Sie aus dem Experimentierstadium heraus sind, können Sie sich aus der Apotheke einige 50 ml oder 100 ml Braunglasflaschen besorgen, die Sie zu dreiviertel mit Basisöl füllen und nach Belieben mit insgesamt 20 Tropfen (bei 100 ml mit 40 Tropfen) verschiedener Essenzen verschütteln.

Als Basisöle bieten sich neben Sonnenblumen- und Olivenöl noch eine Reihe anderer Öle an, die sich gut zur Herstellung eigener Körperöle eignen. Hierzu zählen Jojobaöl, Mandelöl, Weizenkeimöl und Kokosöl.

Jojobaöl:
Jojobaöl stammt aus einem in Nord- und Mittelamerika beheimateten Wüstenstrauch, den schon die Indianer zur Gewinnung des heilkräftigen Öls sehr schätzten. Es hat eine entzündungshemmende Wirkung und eignet sich hervorragend für alle Hauttypen.

Mandelöl:
Mandelöl zählt zu den klassischen Basisölen, das bereits in der Antike für die Schönheitspflege eingesetzt wurde. Es macht die Haut geschmeidig, hält sie jung und eignet sich ebenfalls für alle Hauttypen.

Weizenkeimöl:
Die Keime des Weizenkorns enthalten ein besonders hochwertiges, vitamin-E-haltiges Öl, das sich nicht nur für Rohkost-Salate eignet, sondern auch für die Körperpflege. Aufgrund seines hohen Vitamingehalts bietet es sich besonders bei erschlaffter und trockener Haut an. Aufgrund der Kaltpressung ist es nur etwa sechs Monate haltbar. Es sollte daher immer kühl aufbewahrt werden.

Kokosöl:
Kokosöl wird in Indien schon seit Jahrtausenden zur Haut- und Körperpflege verwendet. Auch zum Backen und Braten eignet es sich vorzüglich. Es bietet sich nicht nur als Basisöl für verschiedene Massageöle hervorragend an, sondern auch zur Herstellung von Cremes, da es auch bei Zimmertemperatur noch fest ist. In zehn bis fünfzehn Minuten auf der Heizung wird es jedoch flüssig und kann gut mit ätherischen Ölen vermischt werden.

Zur längeren Haltbarkeit brauchen die Öle – mit Ausnahme von Weizenkeimöl – zwar nicht in den Kühlschrank gestellt werden, sie sollten aber, insbesondere bei größeren Mengen, kühl aufbewahrt werden.

Beispiele für entspannende Massageöle:

Relax-Massageöl
8 Tropfen Lavendelöl
5 Tropfen Melissenöl
3 Tropfen Kamillenöl
2 Tropfen Rosenholzöl

auf 50 ml Basisöl

Zitrus-Massageöl
7 Tropfen Orangenöl
5 Tropfen Bergamotteöl
3 Tropfen Mandarine
2 Tropfen Petitgrain

Beispiele für aphrodisierende Massageöle:

Erotik-Touch:
10 Tropfen Sandelholzöl
 4 Tropfen Ylang Ylangöl
 3 Tropfen Rosmarinöl
 2 Tropfen Patchouliöl
 1 Tropfen Zimtöl

auf 50 ml Basisöl

Tantric Night:
7 Tropfen Sandelholzöl
4 Tropfen Orangenöl
4 Tropfen Ylang Ylangöl
3 Tropfen Rosenholzöl
2 Tropfen Zimtöl

Zusammensetzung, Dosierung und Inhaltsstoffe dieser Massageöle können Sie natürlich – wie auch die anderen Rezepturen – nach Belieben variieren.

Kompressen

Feuchte Umschläge, auch Kompressen genannt, sind einfache, altbewährte Heilmittel, die sowohl bei kleineren äußeren Verletzungen als auch bei inneren Beschwerden eingesetzt werden können. Je nach Art des Leidens werden entweder heiße oder kalte Kompressen verwendet.

Für heiße Kompressen können Sie dieselbe Dosierung wie für *Inhalationen* verwenden (3–5 Tropfen Essenz auf 2 l heißes Wasser). Diese Menge reicht für mehrere Anwendung. In das heiße, aromatisierte Wasser tauchen Sie schnell eine Stoffwindel, die Sie anschließend gleich wieder auswringen und auf die zu behandelnde Körperstelle legen. Bei kalten Kompressen verfahren Sie genauso, verwenden jedoch kaltes Wasser.

Heiße Kompressen
erwärmen und erweichen die Haut. Mit den entsprechenden Essenzen versehen, bewirken sie bei Magen-Darmkrämpfen, Menstruationsbeschwerden und Gelenkschmerzen eine schnelle Linderung.

Magen-Darmkrämpfe: Kamille oder Melisse

Menstruationsbeschwerden: Kamille, Rosmarin oder Schafgarbe

Rheumatische Beschwerden: Birke, Eukalyptus oder Oregano

Kalte Kompressen
sind seit jeher ein bewährtes Mittel bei Fieber (Wadenwickel), verschiedenen Entzündungen, Schwellungen, Quetschungen und Kopfschmerzen.

Fieber (als Wadenwickel): Eukalyptus, Lemongras oder Zitrone

Schwellungen, Quetschungen: Eisenkraut, Lemongras oder Zitrone

Kopfschmerzen: Melisse, Lavendel

Kalte Kompressen sollten immer nur solange aufgelegt werden, bis sie die Körpertemperatur erreicht haben.

Literaturverzeichnis

Avicenna: Das Lehrgedicht über die Heilkunde, Berlin 1939
Chandrasekhar/Thakkur: Introduction to Ayurveda, New York 1974
Davis, Patricia: Aromatherapie von A–Z, München 1988
Deutsches Arzneibuch, Stuttgart, 1951
Fischer-Rizzi, Susanne: Himmlische Düfte, München 1990
Gattefossé, René-Maurice: Aromathérapie, 1928
Gurtner, Markus: Gesund durch Heilkräuter, Salzburg 1968
Henglein, Martin: Die heilende Kraft der Wohlgerüche und Essenzen, München 1985
Koradi, Martin: Heilpflanzen Therapie, Winterthur 1984
Kraus, Michael: Ätherische Öle für Körper, Geist und Seele, Pfalzpaint 1990
Krumm-Heller, Arnold: Magie der Duftstoffe, Berlin 1955
Meyer, Axel: Kosmologie des Augenblicks, Auetal 1983
Meyer, Axel: Seiltanz auf dem Vulkan, Auetal 1986
Meyer, Axel: Warum kein Fleisch, München 1990
Muchery, Georges: Magie astrale des parfums, Paris 1952
Price, Shirley: Practical Aromatherapy, London 1983
Rothe, Manfred: Handbuch der Aromaforschung, Berlin 1978
Ryman, Daniele: The Aromatherapy Handbook, London 1984
Schauenburg/Paris: Heilpflanzen, München 1970
Stead, Christine: The Power of holistik Aromatherapy, London 1986
Tembrock, Günther: Bio-Kommunikation, Hamburg 1975
Tisserand, Robert: Aroma-Therapie, Freiburg 1980
Valnet, Jean: Aroma-Therapie, München 1986
Willfort, Richard: Gesundheit durch Heilkräuter, Linz 1959

TAOASIS

Duftende Essenzen
für Gesundheit und
Wohlbefinden

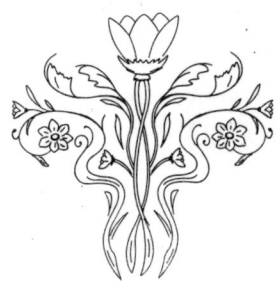

zur Wohnklimaverbesserung & Aroma-Kosmetik
100% naturreine ätherische Öle,
zum größten Teil aus Wildwuchs,
rückstandskontrolliert mit Analysen-Zertifikat
exklusive Duftlampen aus Glas und hochwertigem Steinzeug

Erhältlich nur in Apotheken

TAOASIS Aroma-Kosmetik GmbH
32657 Lemgo · Steinweg 46

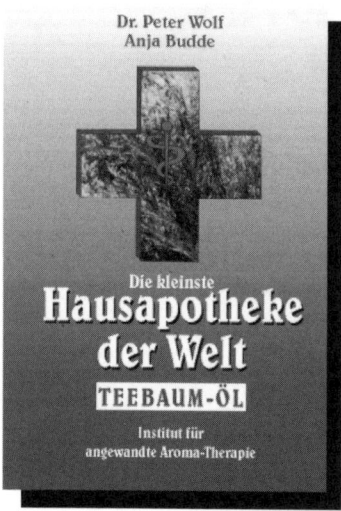
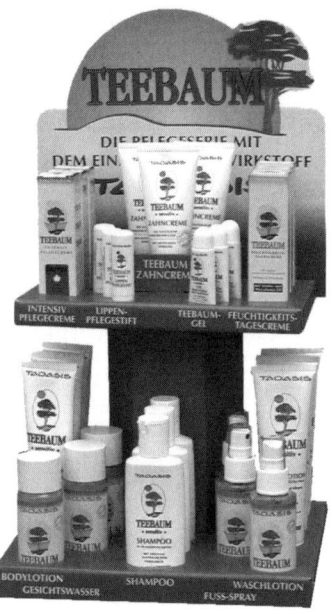

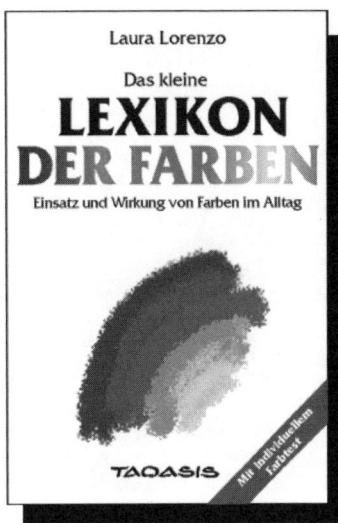
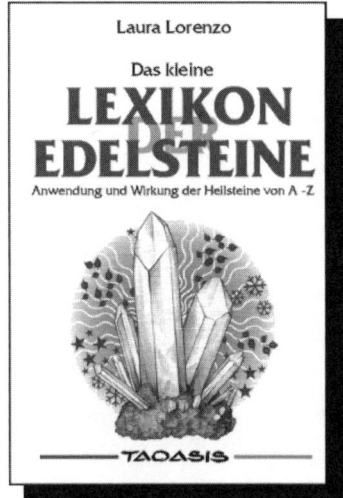

Axel Meyer
Dr. Peter Wolf, Cordula Bruch

Aktive Krebstherapie und Vollwertkost

Für alle, die mit Krebs konfrontiert sind,
ist dieses Buch ein praktischer Ratgeber,
der umfassend auf die Krankheit eingeht
und auch in Zeiten der Resignation Mut
macht und neue Perspektiven eröffnet.

4. Auflage
144 Seiten, gebunden, Farbfotos
Format: 14,8 x 21 cm
DM 24,80
ISBN 3-926014-13-X

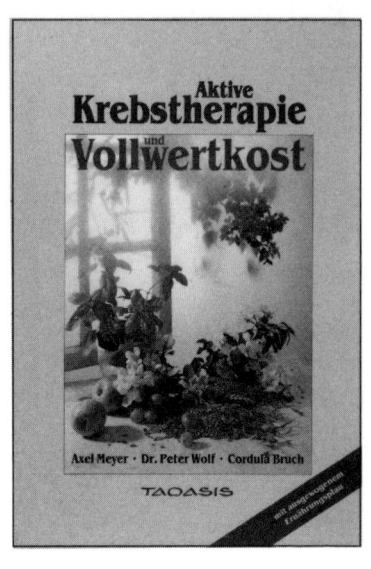

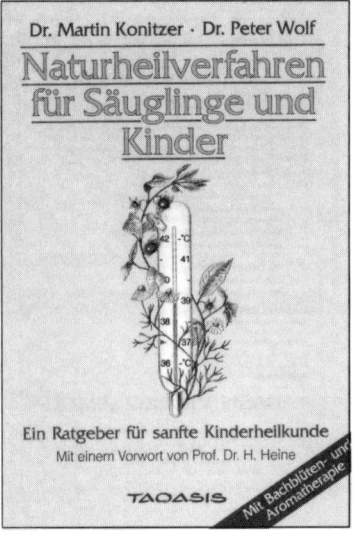

Dr. Martin Konitzer, Dr. Peter Wolf
Naturheilverfahren für Säuglinge und Kinder

Ein Ratgeber für die sanfte
Kinderheilkunde
Mit einem Vorwort von Prof. Dr. H. Heine

Dieses Buch ist ein praktischer Ratgeber für
alle verantwortungsbewußten Eltern,
die ihre Kinder natürlich behandeln lassen
wollen. Es greift alltägliche Fragen aus der
Sprechstunde auf und bezieht Stellung
zu den häufigsten und bedeutendsten
Kinderkrankheiten.

152 Seiten, gebunden
Format: 14,8 x 21 cm
Preis ca. DM 29.80
ISBN 3-926014-18-0